Manuel Grünwald

Die 5G-Lüge

Manuel Grünwald

Die 5G-Lüge

Verbotene Wahrheiten zur richtigen Zeit

Verlag für Freiheit und Wahrheit

Die veröffentlichten Ratschläge wurden mit grösster Sorgfalt von Verfasser und Verlag erarbeitet und geprüft. Eine Garantie kann jedoch nicht übernommen werden. Ebenso ist eine Haftung des Verfassers bzw. des Verlages und seiner Beauftragten für Personen-, Sach- sowie Vermögensschäden ausgeschlossen.

Die Texte sowie abgedruckten Quellen beruhen auf sorgfältiger Recherche des Autors. Es gilt zu beachten, dass diese Angaben Änderungen unterliegen können. Der vorgenannte Verlag, der Autor sowie sämtliche von diesen beauftragten Personen können daher keine Haftung für Vollständigkeit und Richtigkeit der Angaben in diesem Buch übernehmen.

Für Verbesserungsvorschläge und Hinweise auf Fehler ist der Verlag dankbar.

Impressum:
Verlag für Freiheit und Wahrheit
In den Reben 25
4114 Hofstetten CH
E-Mail: die-5g-luege@protonmail.ch
Website: www.die-5g-luege.ch

Über den Autor

Honeste vivere,
alterum non laedere,
suum cuique tribuere.
(z.dt. «Ehrenhaft leben,
den anderen nicht verletzen,
jedem das Seine gewähren.»)

Ulpian

Ich bin 27 Jahre jung, Jurist und ein Gerechtigkeitsfanatiker. Schon als kleiner Junge schritt ich dort ein, wo Unrecht geschah und machte mich stark für jene, welche sich innerhalb von destruktiven Gruppendynamiken nicht selbst zu helfen wussten.

Heute strebe ich zusammen mit meiner Lebenspartnerin nach gelebtem Glück und wohltuender Freiheit. Dieses Buch ist Teil unseres gemeinsamen Weges und Produkt gemeinsamer Arbeit.

In unserem System wurde die Meinungsäusserungsfreiheit zerstört. Die jüngsten Ereignisse haben es eindrücklich bewiesen. Politiker und durch Zwangsgebühren finanzierte

Staatsjournalisten, die Andersdenkende aus dem eigenen Volk, welches sie notabene finanziert, straffrei als «Covidioten»[1] oder «Neonazis»[2] verunglimpfen können, bestimmen über unsere Zukunft.

Wir befinden uns in einem Krieg. Auf der einen Seite stehen Menschen wie Sie und ich, die die Matrix der Lügen und Täuschungen, welche uns umgibt, verlassen und auf ein Leben in wahrhafter Selbstbestimmung und Freiheit pochen. Auf der anderen Seite finden Sie machtsüchtige Individuen: die selbsternannte Elite, zusammengeschlossen in sich selbst-schützenden Zirkeln, mit dem Ziel der totalen Versklavung der Menschheit. Diese selbsternannte Elite sorgt vor. Sie bewirkt frühzeitig, dass ihr kein Widersacher zu Nahe tritt. Sehen Sie mir aus diesem Grund die Verwendung des Pseudonyms nach. Wie es auch in «*Die Kunst des Krieges*» bei Sunzi so schön heisst: «*Jede Kriegsführung beruht auf Täuschung. Wenn wir also fähig sind, anzugreifen, müssen wir unfähig erscheinen [...]; wenn wir nahe sind, müssen wir den Feind glauben machen, dass wir weit entfernt sind, wenn wir weit entfernt sind, müssen wir ihn glauben machen, dass wir nahe sind.*».

Ich danke Ihnen für Ihr Vertrauen, Ihren Mut und wünsche Ihnen von ganzem Herzen das Beste auf Ihrem Lebensweg!

Ihr Manuel Grünwald

---

[1] „Covidioten" bleibt folgenlos, Stuttgarter Zeitung, Matthias Schiermeyer, veröffentlicht am 8. September 2020, abrufbar unter: https://www.stuttgarter-zeitung.de/inhalt.strafanzeigen-gegen-spd-chefin-esken-covidioten-bleibt-folgenlos.475788e9-d382-4a2c-a8d5-5681af32c303.html.

[2] «Querdenker»-Proteste: Neonazis mobilisieren für Dresden, meta.tagesschau.de, veröffentlicht am 4. Dezember 2020, abrufbar unter: https://meta.tagesschau.de/id/147742/querdenker-proteste-neonazis-mobilisieren-fuer-dresden.

Inhalt

Auf in eine schöne neue 5G-Welt

Noch sitzt ihr da oben, ihr feigen Gestalten.
Vom Feinde bezahlt, dem Volke zum Spott.
Doch einst wird wieder Gerechtigkeit walten,
dann richtet das Volk.
Dann gnade Euch Gott.

Theodor Körner

Seit dem Jahre 2008 verdoppelt sich laut dem schweizerischen Bundesamt für Umwelt (BAFU) die über das Mobilfunknetz übertragene Datenmenge jährlich.[3] In Deutschland hat sich die im Handynetz übertragene Datenmenge seit dem Jahre 2013 etwa verzehnfacht.[4]

---

[3] Indikator Elektrosmog, Bundesamt für Umwelt (BAFU), veröffentlicht am 13. November 2018, abrufbar unter: https://www.bafu.admin.ch/bafu/de/home/themen/thema-elektrosmog/elektrosmog--daten--indikatoren-und-karten/elektrosmog--indikatoren/indikator-elektrosmog.pt.html/aHR0cHM6Ly93d-3cuaW5kaWthdG9yZW4uY2gvUHRaW4uY2gvUHR
FpbD9pbmQ9TkkwMDImbG5nPWRlJlN1Ymo9Tg%3d%3d.htm.

[4] Datentraffic im Mobilfunk in Deutschland bis 2019, statista.de, veröffentlicht im April 2020, abrufbar unter: https://de.statista.com/statistik/daten/studie/172798/umfrage/datenvolumen-im-deutschen-mobilfunkmarkt-seit-2005/.

Das BAFU schreibt hierzu: « *(...) Mit der Einführung der dritten Mobilfunkgeneration (3G, UMTS) Mitte der 2000er-Jahre und der vierten Generation (4G, LTE) ab 2012 konnte der Bedarf bisher abgedeckt werden. Nun stossen diese Technologien jedoch an ihre Grenzen. Die Einführung von 5G wird für eine deutliche Erhöhung der Datenübertragungskapazitäten sorgen. (...)*».[5]

5G, die Mobilfunktechnologie der fünften Generation, gemeinhin auch als «*New Radio*» bezeichnet, soll also dafür sorgen, dass auch zukünftig kräftig mobil weitergesurft werden kann. Unser «Surfhunger» soll nicht durch die limitierten Möglichkeiten der bestehenden Netze gebremst werden.

Daneben ist 5G die notwendige Grundlage für von der Wirtschaft erwünschte Anwendungen, wie autonomes Fahren oder die verzögerungsfreie Steuerung von industriellen Produktionsmaschinen.[6] Zumindest wird mit diesen futuristischen Beispielen permanent öffentlich geworben. Künftig sei man dank 5G auch in den entlegensten Schweizer Bergdörfern «unbeschwert unterwegs», denn für was man heute noch den beschwerlichen Weg zu Fuss durch Wald und über Wiesen nehmen müsse, könne man (zum Glück) im Pensionsalter zukünftig auch die Personendrohne nehmen. 5G als eine Art «Heilsbringer» für die immer älter werdende europäische Bevölkerung. Auch für die etwas Jüngeren, welche nach noch höheren Gipfeln streben, wurde schon heute kräftig vorgesorgt. Auf dem Mount Everest

---

[5] Bundesrat entscheidet über weiteres Vorgehen im Bereich Mobilfunk und 5G, Bundesamt für Umwelt, veröffentlicht am 22. April 2020, abrufbar unter: https://www.bafu.admin.ch/bafu/de/home/themen/elektrosmog/dossiers/bericht-arbeitsgruppe-mobilfunk-und-strahlung.html#-1345665548.

[6] Bericht Mobilfunk und Strahlung, veröffentlicht am 18. November 2019 von der Arbeitsgruppe Mobilfunk und Strahlung im Auftrag des UVEK (Eidgenössisches Departement für Umwelt, Verkehr, Energie und Kommunikation), S. 5 f.

befinden sich bis dato drei 5G-Antennen, damit die selbstvermarktungsaffinen Bergsteiger ihr Zielpublikum mit Live-Bildern oder Instagram-Stories versorgen können.[7]

Doch wie unterscheidet sich 5G von den bisherigen Mobilfunktechnologien wie 2G, 3G oder 4G?

Das «G» in den vorgenannten unterschiedlichen Mobilfunktechnologien steht für «Generation». 5G ist also die «fünfte Generation» der Mobilfunktechnologie».[8] 1G ermöglichte die analoge Sprachübertragung. Mit 2G war man plötzlich digital unterwegs. 3G verwendete die UMTS-Technik und garantierte erstmals eine schnellere mobile Internetverbindung. 4G ist heute noch aktueller Standard, wird mit LTE (Long Term Evolution) betrieben und ermöglicht dem Otto-Normalverbraucher schon äusserst schnelle mobile Datenübertragungen.[9] 5G soll nun hundertmal (!) schnellere Datenübertragungen als das bestehende 4G-Netz garantieren. Bspw. soll ein UHD-/4K-Kinofilm in 5 Sekunden komplett auf das Handy geladen werden können.[10]

Doch wie wird diese enorme Zunahme bei der Datenübertragung bewerkstelligt?

---

[7] 5G-Standard nun auch auf dem Dach der Welt, srf.ch, veröffentlicht am 2. Mai 2020, abrufbar unter: https://www.srf.ch/news/panorama/netz-ausbau-auf-mount-everest-5g-standard-nun-auch-auf-dem-dach-der-welt.

[8] 2G, 3G, 4G und 5G - einfach erklärt, chip.de, Tim Aschermann, veröffentlicht am 30. Juli 2019, abrufbar unter: https://praxistipps.chip.de/2g-3g-4g-und-5g-einfach-erklaert_41254.

[9] Vgl. zum Ganzen Die ganze Wahrheit über die nächste Mobilfunk-Generation, welt.de, Thomas Heuzeroth, veröffentlicht am 27. Februar 2019, abrufbar unter: https://www.welt.de/wirtschaft/webwelt/article189459047/5G-Die-ganze-Wahrheit-ueber-die-naechste-Mobilfunk-Generation.html.

[10] Beeindruckend: Das 5G-Netz in Zahlen, sunrise.ch, veröffentlicht am 27. Februar 2018, abrufbar unter: https://www.sunrise.ch/de/spotlight/2018/02/4g-versus-5g.html.

Erst einmal sind die Rechenkapazitäten bei den 5G-Basis-
stationen und auch den Endgeräten deutlich höher und ge-
statten eine deutlich leistungsfähigere Datenübertragung als
bei den bestehenden Netzen.[11] So weit so gut.

Doch nun wird es interessant. Bei 5G wird eine völlig neue
Antennentechnologie eingesetzt. Mittels des sog. «*beamforming*» wird das Handysignal deutlich gezielter durch adap-
tive Antennen auf den jeweiligen Nutzer respektive dessen
Mobiltelefon «geschossen». Die durch den Schweizerischen
Bundesrat eingesetzte «Arbeitsgruppe Mobilfunk» schreibt
hierzu: « *(...) Dieses sogenannte Beamforming reduziert zum
einen Störungen in den Funkzellen und zum andern (bezo-
gen auf die gleiche Menge übertragener Daten) auch die
durchschnittliche Exposition in den Funkzellen. Personen,
welche sich in den antennennahen Bereichen des Beams aufhalten, werden kurzzeitig jedoch stärker exponiert. (...)*».[12]
Kurz gesagt: Zwar nimmt mit 5G die durchschnittliche Bestrahlung bei gleicher Datenübertragungsmenge rund um
eine Mobilfunkantenne ab. Wird man jedoch von einem
«*Beam*» erfasst, ist die Strahlen-Exposition deutlich stärker.
Man stelle sich nun vor, welch unsichtbare «Strahlenkeulen» bei zunehmender Verbreitung von 5G permanent um
uns herum «zuschlagen». Selbst das Eidgenössische Institut
für Meteorologie (METAS) bezeichnet diese «*Beams*» als
«Datenkeulen».[13] Gnade dem, der zufälligerweise zwischen

---

[11] Bericht Mobilfunk und Strahlung, veröffentlicht am 18. November 2019 von
der Arbeitsgruppe Mobilfunk und Strahlung im Auftrag des UVEK (Eidgenössisches Departement für Umwelt, Verkehr, Energie und Kommunikation), S. 8.

[12] Vgl. Bericht Mobilfunk und Strahlung, veröffentlicht am 18. November 2019 von
der Arbeitsgruppe Mobilfunk und Strahlung im Auftrag des UVEK (Eidgenössisches Departement für Umwelt, Verkehr, Energie und Kommunikation), S. 8.

[13] Eidgenössisches Institut für Metrologie METAS in: METinfo | Vol. 27 | No. 1/2020,
S. 18, abrufbar unter: www.sem.admin.ch › metinfo_2020 › infographik_de.

Antenne und Endgerät steht. Doch vergessen Sie dabei nicht, dass die 5G Antennen auch permanent sog. «Synchronisationskeulen»[14] aussenden, um potentielle Endgeräte in der Umgebung zu identifizieren. Ob der «Schlag» mit einer Synchronisationskeule etwas angenehmer ist?

Gleichzeitig sind diese Strahlenkeulen sehr schwer mit Messgeräten zu erfassen, da die Intensität und Richtung der «Datenkeulen» permanent ändert. Somit kann die Messung von 5G-Strahlung und somit auch die Kontrolle, ob Grenzwerte eingehalten werden, nur über die Messung der gleichmässig ausgestossenen «Synchronisationskeulen» geschehen, wobei diese dann mit bestimmten Faktoren umgerechnet werden um die maximale Abstrahlung der «Datenkeulen» zu ermitteln.[15]

Sie sehen: Für den betroffenen Menschen, der gerne einmal überprüfen will, ob er bspw. in seinem Bett regelmässig von Strahlenkeulen getroffen wird, ist eine solch autonome Kontrolle, im Gegensatz zu den bisherigen Technologien, nochmals deutlich erschwert worden.

Neben dem «*Beamforming*» wartet 5G auch mit einer weiteren Spezialität auf, welche die Gefährlichkeit dieser Technologie entscheidend mitbeeinflusst.

Momentan wird in der Schweiz das 3.5 GHz-Frequenzband für 5G genutzt. Dieses Frequenzband ermöglicht

---

[14] Eidgenössisches Institut für Metrologie METAS in: METinfo | Vol. 27 | No. 1/2020, S. 18, abrufbar unter: www.sem.admin.ch › metinfo_2020 › infographik_de.
[15] Eidgenössisches Institut für Metrologie METAS in: METinfo | Vol. 27 | No. 1/2020, S. 18, abrufbar unter: www.sem.admin.ch › metinfo_2020 › infographik_de.

hohe Datenübertragungsraten und liegt nahe an den bisherigen Frequenzbändern, welche als sog. Zentimeterwellen[16] bezeichnet werden. Wobei die Ausbreitungseigenschaften im Vergleich zu den bisherigen Frequenzen, bspw. gegenüber dem 2.6 GHz-Frequenzband, welches in der Schweiz für 4G genutzt wird[17], schlechter sind. Durch Hindernisse wie Bäume, Häuser oder auch Fahrzeuge, dringt diese Strahlung weniger gut durch. Ein Nachteil, der einerseits durch die vermehrte Verwendung der vorgenannten adaptiven Antennen[18] und andererseits auch der Installation von zahlenmässig noch mehr Antennen ausgeglichen werden soll.[19] Diese vielen zusätzlichen Antennen müssen untergebracht werden. An dieser Stelle sei bspw. das «*LuxTurrim5G*»-Projekt[20], welches massgeblich durch den Mobilfunkgiganten «Nokia» getragen wird, genannt. Dieses sieht vor, dass 5G-Antennen zukünftig in praktisch allen «Stadtmöbeln» wie Strassenlaternen, Bushäuschen oder Plakatwänden verbaut werden soll, um eine grossflächige 5G-Abdeckung zu ermöglichen.[21] In der Schweiz wurden dabei auch schon in Kirch-

---

[16] Siehe Bundesamt für Kommunikation, Fragen und Antworten zu 5G, Liegen die höchsten zugeteilten Frequenzen im Millimeterwellenbereich?, abrufbar unter: https://www.bakom.admin.ch/bakom/de/home/telekommunikation/technologie/5g/5g-faq.html.
[17] BAKOM - Public consultation - regarding the tender and allocation of new mobile network frequencies in Switzerland - June 2017, abrufbar unter: https://www.bakom.admin.ch/bakom/en/homepage/ofcom/organisation/legal-framework/consultations/allocation-of-new-mobile-radio-frequencies.html
[18] Vgl. Bericht Mobilfunk und Strahlung, veröffentlicht am 18. November 2019 von der Arbeitsgruppe Mobilfunk und Strahlung im Auftrag des UVEK (Eidgenössisches Departement für Umwelt, Verkehr, Energie und Kommunikation), S. 8.
[19] Bundesamt für Kommunikation, Fragen und Antworten zu 5G, Frage: Warum brauchen wir mehr Antennen?, abrufbar unter: https://www.bakom.admin.ch/bakom/de/home/telekommunikation/technologie/5g/5g-faq.html.
[20] Siehe «LuxTurrim5G», abrufbar unter: https://www.luxturrim5g.com.
[21] 5G und die Antennen: Mehr Standorte, aber kein Antennenwald, inside-digital.de, Thorsten Neuhetzki, veröffentlicht am 2. September 2020, abrufbar unter: https://www.inside-digital.de/ratgeber/5g-antennen-technik-standorte.

türmen versteckte 5G-Antennen durch die Behörden bewilligt.[22]

Für 5G ist nun jedoch erstmals in der Geschichte des Mo-
bilfunks der Einsatz von sog. Millimeterwellen[23], sprich die
Nutzung von Frequenzbändern über 24 GHz, vorgesehen.
Damit sollen die Übertragungsdaten von 5G auf über 20
Gigabit pro Sekunde gesteigert werden.[24] Diese Millimeter-
wellen dringen noch schlechter durch Hindernisse – sogar
Regen wirkt behindernd auf sie –, und erfordern somit die
Installation von noch mehr Antennen, was die Strahlenbe-
lastung dauerhaft erhöht.[25]

Doch damit nicht genug. Millimeterwellen werden in erster
Linie durch die Haut absorbiert. Laut Prof. Dr. Yuri Feld-
mann von der Hebräischen Universität in Jerusalem reagieren die menschlichen Schweissdrüsen auf diese Strahlung
«wie Antennen», wobei die Gesundheitsgefahren bisher zu
wenig erforscht seien und die Menschheit nun «einem gi-
gantischen unkontrollierten Experiment» ausgesetzt würde.[26] Darüber hinaus fordern weltweit u.a. genau aus diesem

---

[22] Vom Kanton bewilligt: Warum Lengnauer gegen eine unsichtbare 5G-Anten-
ne auf die Barrikaden gehen, Aargauer Zeitung, Noemi Lea Landolt, veröffentlicht am 24. Juli 2019, abrufbar unter: https://www.aargauerzeitung.ch/aargau/
zurzach/vom-kanton-bewilligt-warum-lengnauer-gegen-eine-unsichtbare-5g-
antenne-auf-die-barrikaden-gehen-135304448.

[23] Siehe Bundesamt für Kommunikation, Fragen und Antworten zu 5G, Liegen die
höchsten zugeteilten Frequenzen im Millimeterwellenbereich?, abrufbar unter:
https://www.bakom.admin.ch/bakom/de/home/telekommunikation/technolo-
gie/5g/5g-faq.html.

[24] Vgl. Bericht Mobilfunk und Strahlung, veröffentlicht am 18. November 2019 von
der Arbeitsgruppe Mobilfunk und Strahlung im Auftrag des UVEK (Eidgenössisches Departement für Umwelt, Verkehr, Energie und Kommunikation), S. 8.

[25] Strahlung mit unbekanntem Risiko, beobachter.ch, Andres Büchi, veröffentlicht
am 4. Januar 2018, abrufbar unter: https://www.beobachter.ch/gesundheit/5g-
mobilfunk-strahlung-mit-unbekanntem-risiko.

[26] Strahlung mit unbekanntem Risiko, beobachter.ch, Andres Büchi, veröffentlicht
am 4. Januar 2018, abrufbar unter: https://www.beobachter.ch/gesundheit/5g-
mobilfunk-strahlung-mit-unbekanntem-risiko.

17

Grund hunderte Ärzte einen sofortigen Stopp des 5G-Mobilfunkausbaus.[27]

Doch werden diese Millimeterwellen im Rahmen von 5G überhaupt schon verwendet? In den USA nutzt der Mobilfunkkonzern *Verizon* das 28 und 39 GHz-Frequenzband.[28] Auch die 47 GHz-Bänder werden in den USA bald versteigert.[29] Die dort zuständige Behörde, die *Federal Communications Commission* (FCC), vergibt laut eigener Pressemitteilung[30] im Rahmen des «*FCC's 5G FAST Plan*» schon die ersten 5G-Experimentier-Lizenzen (Experimental Licences) für den Bereich zwischen 95 GHz und 3 THz an die Mobilfunkkonzerne![31] In einem folgenden Kapitel werden Sie erfahren, wie diese 5G-Millimeterwellen schon heute als militärische Waffe verwendet werden. Auch wird es darum gehen, aufzuzeigen, welche Millimeterwellen-Frequenzbänder in Deutschland und der Schweiz in den nächsten Jahren installiert werden.

In der Natur der Sache liegt es, dass all diese Bedenken betreffend 5G wirksam vor dem Bürger versteckt werden müssen.

Daher wird diese «wunderbare» Technologie auch in der Schweiz mit den werbefreundlichsten Gesichtern gefeiert.

---

[27] International Appeal to Stop 5G on Earth and in Space, Medical Doctors, abrufbar unter: https://static1.squarespace.com/static/5b8dbc1b7c9327d89d9428a4/t/5dc318346541b24333b24730/1573066851368/Medical+Doctors_11-5-2019_2593_signatures.pdf.

[28] What frequency is 5G?, Verizon USA, veröffentlicht am 18. November 2019, abrufbar unter: https://www.verizon.com/about/our-company/5g/what-frequency-5g.

[29] Vgl. The FCC's 5G FAST Plan, FCC, abrufbar unter: https://www.fcc.gov/5G.

[30] FCC takes steps to open spectrum horizons for new services and technologies, FCC, veröffentlicht am 17. November 2019, abrufbar unter: https://docs.fcc.gov/public/attachments/DOC-356588A1.pdf.

[31] The FCC›s 5G FAST Plan, FCC, abrufbar unter: https://www.fcc.gov/5G.

Um die neuen 5G-Abos von *Sunrise* zu zelebrieren, mutiert der weltweit bekannte «Lieblingsschweizer» und Tennisprofi, Roger Federer, zum Sänger und schwingt obendrauf ganz werbefreundlich das Tanzbein.[32] «Euse Roger» ist halt ein wahrer Tausendsassa! In den Niederlanden liess sich die TV-Berühmtheit Stijn Fransen, im Auftrag der niederländischen T-Mobile Tochter, *T-Mobile Netherlands*, über ein 5G-Netz aus der Ferne tätowieren.[33] Das Tattoo zeugt jedoch weder von grossem Ideenreichtum noch von aufsehenerregender Komplexität.[34]

Dennoch scheinen auch diese gross angelegten Werbekampagnen der Mobilfunkindustrie nicht bei den angeblich Begünstigten zu fruchten. In der Schweiz sind laut einer, von der grössten Schweizer Zeitung *20 Minuten* beauftragten, Studie rund 54 Prozent der Befragten generell gegen eine flächendeckende Einführung von 5G. Rund 58 Prozent der Befragten glauben gar, dass 5G ihrer Gesundheit schadet und vor allem die Telekommunikationsanbieter profitieren würden.[35] In Deutschland will gemäss einer repräsentativen Studie der *bitkom* – dieser Verband vertritt laut eigener Aussage praktisch alle wirtschaftlichen Global-Player in diesem

---

[32] Roger Federer singt und tanzt für neue Sunrise-Abos, Michael Bolzli, veröffentlicht am 17. September 2020, abrufbar unter: https://www.nau.ch/news/wirtschaft/roger-federer-singt-und-tanzt-fur-neue-sunrise-abos-65783312.

[33] Ein Tattoo aus dem Mobilfunknetz, spiegel.de, Jörg Breithut, veröffentlicht am 13. September 2020, abrufbar unter: https://www.spiegel.de/netzwelt/werbefilm-fuer-5g-ein-tattoo-aus-dem-mobilfunknetz-a-b61987f1-ca77-45ff-8bac-c35e5c07ecd1; den dazugehörigen Werbefilm finden Sie unter: The Impossible Tattoo - Powered by 5G, T-Mobile Nederland, https://www.youtube.com/watch?v=GSbaqCe747Q.

[34] Der in Symbolik geschulte Leser sollte es sich dennoch einmal ansehen.: T-Mobile used a 5G-connected robot to give someone a tattoo, cnet.com, veröffentlicht am 8. September 2020, abrufbar unter: https://www.cnet.com/news/t-mobile-used-a-5g-connected-robot-to-give-someone-a-tattoo/.

[35] Jeder Zweite glaubt, dass 5G krank macht, 20 Minuten, abrufbar unter: https://www.20min.ch/story/jeder-zweite-glaubt-dass-5g-krank-macht-955917884114.

Bereich (!) und setzt sich für eine rasche Digitalisierung ein[36] – fast jeder Zweite protestieren, wenn in seiner Nähe ein Mobilfunkmast errichtet würde. Nur jeder Fünfte befürwortet den generellen Ausbau des Mobilfunknetzes.[37] In einigen Schweizer Kantonen konnten durch den Widerstand der Bevölkerung und das föderalistische System einige Ausbau-Moratorien[38] erwirkt werden. Die *bitkom* selbst erklärt sich diesen Widerstand aus dem Volk damit, dass «*(...) nicht nur in Deutschland (...) zu viele Verbraucher den Verschwörungstheoretikern auf den Leim*» gingen.[39]

Dieses Buch soll sowohl dem Leser als auch der geschätzten Leserin[40] mithilfe kurzer, gut recherchierter Kapitel und Quellen aufzeigen, wieso trotz massivem Widerstand aus der Bevölkerung, die 5G-Agenda konsequent weitergetrieben und auf Biegen und Brechen durchgesetzt wird. So wurde z.B. während der «Corona-Pandemie» – der «Lockdown» galt wohl nicht für die Mobilfunkkonzerne – der Ausbau des 5G-Netzes schnellstmöglich weitergeführt.[41]
Es sind eben keine Verschwörungstheoretiker, die die

---

[36] Bitkom, Über uns, abrufbar unter: https://www.bitkom.org/Bitkom/Ueber-uns.

[37] Bitkom präsentiert Studie zur Akzeptanz von Mobilfunkmasten, vom 20 April 2020, abrufbar unter: https://www.bitkom.org/Presse/Presseinformation/Studie-zur-Akzeptanz-von-Mobilfunkmasten.

[38] Siehe bspw. das «5G-Moratorium» im Kanton Neuenburg, der mit einer Standesinitiative auch ein schweizweites Moratorium verlangt: Neuenburg fordert landesweiten Stopp für 5G-Mobilfunk-Antennen, SRF, https://www.srf.ch/news/schweiz/umstrittener-mobilfunkstandard-neuenburg-fordert-landesweiten-stopp-fuer-5g-mobilfunk-antennen.

[39] Bitkom, Pressebereich, Bitkom präsentiert Studie zur Akzeptanz von Mobilfunkmasten, veröffentlicht am 20. April 2020, abrufbar unter: www.bitkom.org/Presse/Presse/Presseinformation/Studie-zur-Akzeptanz-von-Mobilfunkmasten.

[40] Nehmen Sie mir diese Überbetonung bitte nicht übel. Für mich sind natürlich sowohl Mann als auch Frau gemeint, wenn ich fortlaufend vom «Leser» spreche.

[41] Umstrittener 5G-Ausbau im Corona-Schatten, Kai Küstner, NDR, veröffentlicht am 29. April 2020, abrufbar unter: https://www.tagesschau.de/inland/5g-ausbau-corona-101.html.

Grundlage für das Unbehagen liefern, sondern meistens Menschen, welche den mit Millionen unterfutterten Werbekampagnen eine gesunde Skepsis entgegenbringen und trotz fortwährender Beschleunigung den inneren Draht zu sich selbst noch nicht verloren haben. Diese Menschen suchen heute – ich würde behaupten mehr denn je – nach unabhängigen Informationsquellen.

Im besten Fall regt Sie also dieses Buch zu weiterer Recherche und eigenständiger Aufklärung an. Denn gerade in dieser Thematik tut es Not, dass die «5G-Lügen» enttarnt, und der kleine Rest an verbliebener Meinungsäusserungsfreiheit konsequent zur Verbreitung der «verbotenen Wahrheiten» genutzt wird. Jedes gelesene Exemplar und jedes hierzu geführte Gespräch bergen die Möglichkeit zur Kehrtwende durch informierten Widerstand.

Der Umbruch ist im Gange.

Mobilfunklizenzen: Ein (korruptes) Milliardengeschäft

Geld regiert die Welt. Der Schein trügt nicht.

Wolfgang Mocker

Der Verkauf der Mobilfunklizenzen ist für jeden Staat ein gutes Geschäft. *Tagesschau.de* vermeldete am 12. Oktober 2020, dass die Versteigerung der 5G-Lizenzen bisher 6.5 Milliarden Euro eingebracht habe. Nicht inkludiert sind dabei ein Viertel aller möglichen 5G-Frequenzen, welche ausschliesslich für die Industrie, bspw. für Grosskonzerne wie *BASF* oder *BMW*, vorgesehen sind und zukünftig direkt an diese verkauft werden.[42] Auch in der Schweiz gingen die ersten Frequenzblöcke für 5G – weitere Versteigerungen werden den folgen – zu Bestpreisen an die grossen Mobilfunkkonzerne. Für rund 380 Millionen Schweizer Franken (ca. 335 Millionen Euro) ersteigerten sich die Platzhirsche *Swisscom,*

---

[42] Gut 6,5 Milliarden Euro für 5G, Stepahn Ebmayer, SWR, veröffentlicht am 12. Oktober 2020, abrufbar unter: https://www.tagesschau.de/inland/bundes-netzagentur-5glizenzen-101.html.

Sunrise und *Salt* diverse 5G-Frequenzbänder.[43] In Österreich generierte die erste Versteigerung rund 188 Millionen Euro und in Italien gar 6.6 Milliarden Euro.[44]

Doch halt. Wieso verkauft ein Staat Lizenzen an Grosskonzerne, bevor die Bevölkerung die Möglichkeit hatte, – so z.B. in der Schweiz – mithilfe von Volksinitiativen oder Referenden, über eine Einführung zu debattieren und schliesslich zu befinden? Gerade wenn die Mobilfunkkonzerne wissen[45], dass die Thematik doch offensichtlich höchst umstritten ist? Ist mit der Vergabe dieser Lizenzen «das Kind nicht schon längst in den Brunnen gefallen»? Oder noch besser: wurde es nicht schon absichtlich und vorzeitig in die Tiefe bugsiert?

Hierzu muss zuerst folgende Gegebenheit verstanden werden: Wenn ein Mobilfunkdienstleister ein gewisses Funkfrequenzspektrum nutzen will, muss er eine sog. «Funkkonzession» durch den Staat erhalten. In der Schweiz geschieht eine solche Vergabe meistens durch eine Auktion, damit alle Wettbewerber eine «faire» Chance für die Erlangung einer «Funkkonzession» erhalten. Mit der Vergabe der Konzession wird dem Mobilfunkanbieter von Staates Seite eine privatrechtliche Erwerbstätigkeit gestattet, die er ansonsten nicht ausüben dürfte. Der Mobilfunkanbieter darf folglich eine

---

[43] Mobilfunklizenzen in der Schweiz versteigert, ZEIT ONLINE, dpa, Reuters, mz, veröffentlicht am 8. Februar 2019, abrufbar unter: https://www.zeit.de/digital/mobil/2019-02/5g-frequenzen-schweiz-internet-mobilfunk-lizenz-versteigerung; siehe für mehr Details: Bundesamt für Kommunikation, Mobilfunkfrequenzen für 5G in der Schweiz vergeben, abrufbar unter: https://www.bakom.admin.ch/bakom/de/home/frequenzen-antennen/vergabe-der-mobilfunkfrequenzen/mobilfunkfrequenzen-5G-vergeben.html.

[44] 5G-Versteigerung brachte 188 Millionen Euro und unerwartete Bieter, derstandart.at, Marc Sulzbacher, veröffentlicht am 8. März 2019, abrufbar unter: https://www.derstandard.at/story/2000099096781/5g-versteigerung-brachte-187-millionen-euro.

[45] Siehe Kapitel 5G: Einführung in die «schöne neue Welt».

Monopoltätigkeit ausüben.[46] Es sei an dieser Stelle erwähnt, dass gerade die Vergabe von Monopoltätigkeiten ein beliebtes Feld für Korruption und Bestechung öffnet. Dabei gerät auch der Mobilfunkbereich immer wieder in die Schlagzeilen, nicht nur in Entwicklungsländern, wie etwa Indien.[47] Der schwedische Grosskonzern *Ericsson* hat sich gerade eben beim US-Justizministerium für 1 Milliarde (!) US-Dollar die Einstellung der Ermittlungen aufgrund von weltweiter Bestechung von Regierungsbeamten «erkauft». Der auch in Deutschland für das 5G-Netz sehr rege tätige Grosskonzern führte hierzu schwarze Kassen, um «Spendengelder» an Regierungsbeamte auszuzahlen.[48] In Deutschland baut der Mobilfunkanbieter *Telefónica Deutschland* zusammen mit dem oben genannten schwedischen Mobilfunkgiganten das 5G-Kernnetz für das «*O2 Mobilfunknetz der Zukunft*».[49] Auch die *Deutsche Telekom* lässt es sich nicht nehmen, im 5G-Bereich mit *Ericsson* zukünftig zusammenzuarbeiten.[50]

---

[46] Vgl. zum Ganzen Faires Verfahren beim Zugang zu geschlossenen Märkten des Bundes, Studie im Auftrag des Staatssekretariats für Wirtschaft, Andreas Abegg et al., erschienen am 15. Februar 2019, abrufbar unter: https://www.zhaw.ch/storage/sml/institute-zentren/fwp/upload/Abegg_Hefti_Seferovic_-_Geschlossene_Märkte_des_Bundes_-_15.2.19.pdf, S. 69 f.

[47] Korruptionsskandal setzt Indiens Regierung unter Druck, spiegel.de, veröffentlicht am 22. Februar 2011, abrufbar unter: https://www.spiegel.de/wirtschaft/soziales/39-milliarden-dollar-affaere-korruptionsskandal-setzt-indiens-regierung-unter-druck-a-747088.html.

[48] Ericsson zahlt über 1 Milliarde US-Dollar Strafe in den USA, golem.de, Achim Sawall, veröffentlicht am 8. Dezember 2019, abrufbar unter: https://www.golem.de/news/korruption-ericsson-zahlt-ueber-1-milliarde-us-dollar-strafe-in-den-usa-1912-145417.html.

[49] Telefónica Deutschland baut 5G-Kernnetz mit Ericsson-Technologie, telefonica.de, Florian Streicher, veröffentlicht am 2. Juni 2020, abrufbar unter: https://www.telefonica.de/news/corporate/2020/06/europaeischer-netzausruester-fuer-sicherheitsrelevantesten-netzbereich-telefonica-deutschland-baut-5g-kernnetz-mit-ericsson-technologie.html.

[50] Deutsche Telekom vertieft Partnerschaft mit Ericsson in Sachen 5G, Ericsson GmbH, veröffentlicht am 22. Juli 2020, abrufbar unter: https://www.presseportal.de/pm/13502/4658827.

In der Schweiz setzt die spezialgesetzliche Aktiengesellschaft des Bundes, die *Swisscom*, in Sachen 5G ebenfalls auf eine Zusammenarbeit mit *Ericsson*.[51] Selbst Angela Merkel empfing im Frühjahr 2020 – die erkaufte Einstellung des Verfahrens gegen *Ericsson* in den USA war da doch noch ziemlich frisch – den *Ericsson*-CEO Börje Ekholm für ein persönliches Gespräch über den 5G-Ausbau in Deutschland.[52] Anstatt auch diesen Konzern kritisch zu hinterfragen, was beim chinesischen Anbieter *Huawei* (zurecht) regelmässig und sehr gründlich getan wird, ist es für die deutsche Bundesregierung wichtiger, «5G-Skeptiker» – man beachte die doch sehr interessanten sprachlichen Parallelen zu den heute oft gescholtenen «Corona-Skeptikern» – zu überzeugen und den 5G-Ausbau voranzutreiben.[53]

Selbst wenn die Vergabe der Frequenzen ohne Bestechung und Korruption über die Bühne gegangen sein sollte, will sich ein Mobilfunkanbieter, hat er die Funkkonzession und die entsprechende Monopoltätigkeit gesichert, die Ausübung ebendieser wohl kaum vermiesen lassen. Und wenn schon, dann nur unter Ersatz von sämtlichem Schaden und Rückerstattung der Ersteigerungskosten. Der Mobilfunkanbieter wird auf seinem Recht zur Ausübung des Monopols bestehen, auch wenn durch Widerstand in der Bevölkerung des betreffenden Staates, ebendieser zu Rückschritten bereit

---

[51] Ericsson-Chef: Schweizer Handynetze wohl die besten in der Welt, cash.ch, veröffentlicht am 2. Februar 2020, https://www.cash.ch/news/top-news/vor-5g-ausbau-ericsson-chef-schweizer-handynetze-wohl-die-besten-der-welt-1472801.

[52] Merkel empfängt Chefs von Ericsson und Nokia zu Gespräch über 5G, faz.net, veröffentlicht am 7. Februar 2020, abrufbar unter: https://www.faz.net/aktuell/wirtschaft/merkel-empfaengt-chefs-von-ericsson-und-nokia-zu-gespraech-ueber-5g-16622603.html.

[53] Bundesregierung will «5G-Skeptiker» überzeugen, zeit.de, veröffentlicht am 3. April 2020, abrufbar unter: https://www.zeit.de/politik/deutschland/2020-04/5g-netzausbau-bundesregierung-digitale-infrastruktur-coronavirus.

ist oder von zusätzlichen Prüfprozessen Nutzen macht. Die *Avenir Suisse*, eine der grössten und wirtschaftsfreundlichsten Denkfabriken («*Thinktanks*») der Schweiz, führt in einer Analyse gegen den 5G-Widerstand und die diesbezügliche Haltung des Bundesrates an, dass die Mobilfunklizenzen schliesslich ja schon für über 300 Millionen Franken versteigert worden seien. Man solle sich also nicht länger vor der Verantwortung drücken, in dem bspw. Expertenkommissionen – welche notabene u.a. die Schädlichkeit der Strahlung untersuchen – eingesetzt würden.[54] Wenn wundert es nun, dass die, laut eigenen Aussagen, ach so unabhängige *Avenir Suisse* von praktisch allen Grosskonzernen der Schweiz finanziell unterstützt, und somit *de facto* finanziert wird? Und natürlich – Sie haben es erraten –: auch der Mobilfunkkonzern *Swisscom* zählt zum erlauchten Förderkreis![55] Der Argumentation, dass man ja schliesslich schon im Voraus für die Erlangung der entsprechenden Frequenzen bezahlt habe und diese nun auch gefälligst nutzen dürfe, wird sich also tatsächlich bedient. Wie vorangehend vermutet. Das Kind liess man mit der vorzeitigen Vergabe der Frequenzen offensichtlich absichtlich «in den Brunnen fallen».

Denken wir nun diesen Prozess zu Ende. Was ist, wenn bspw. die Schweizer Regierung durch eine nationale Volksinitiative zu einem 5G-Moratorium oder Verbot gezwungen wird? Wäre am Schluss der Steuerzahler derjenige, der den Mobilfunkkonzernen seinen Schaden ersetzen müsste?

---

[54] Was ein 5G-Moratorium für die Schweiz bedeuten würde, avenir suisse, Jürg Müller und Basil Ammann, abrufbar unter: https://cdn.avenir-suisse.ch/production/uploads/2020/04/Analyse_5G-Moratorium_Schweiz.pdf, S. 20.

[55] Unsere Förderer, avenir suisse, abrufbar unter: https://www.avenir-suisse.ch/unsere-foerderer/.

Gemäss Art. 24e Abs. 2 des Schweizerischen Fernmelde-gesetzes[56] (FMG) müsste eine Konzessionärin, welche ein übertragenes Recht, sprich das entsprechende Frequenz-band, erhalten hat, angemessen entschädigt werden, wenn ihr Recht geschmälert oder gar widerrufen würde. Dies be-deutet nichts anderes, als dass die Schweizerische Eidgenos-senschaft, schliesslich also der Steuerzahler, den Mobilfunk-anbieter entschädigen müsste, sollte dereinst ein 5G-Verbot per Volksinitiative durchgesetzt werden können. Für die Mobilfunkanbieter, welche die entsprechenden Frequenzen ersteigert haben, bestand und besteht somit zu keinem Zeit-punkt Gefahr, finanzielle Verluste zu erleiden. Der Bund selbst hingegen hat eher das Interesse, ein mögliches Verbot zu verhindern, da er ansonsten zu diesen Entschädigungen gezwungen werden kann. Die Schweizerische Eidgenossen-schaft, welche die Konzession vergeben hat, will eine solche Entschädigung wohl mit aller Kraft verhindern. Also ist sie bestrebt, ihrem «Vertragspartner» die Ausübung der Leis-tung zu ermöglichen.

Es kann also mit Fug und Recht behauptet werden, dass durch die voreilige Versteigerung von Mobilfunklizenzen Tatsachen geschaffen wurden, die nur unter grossem finan-ziellem Aufwand seitens des Staates (sprich des Steuerzah-lers) wieder rückgängig gemacht werden könnten. Die Mo-bilfunkkonzerne sowie die Schweizer Regierung wussten schon bei der Versteigerung der Mobilfunklizenzen, die vom 29. Januar 2019 bis zum 7. Februar 2019 andauerte, dass in der Bevölkerung generell ein sehr grosses Misstrauen gegen-über dem Neubau von Mobilfunkantennen besteht. So titelte bspw. die *Aargauer Zeitung* schon im März 2018: «*Es ha-*

---

[56] Fernmeldegesetz (FMG), SR 784.10, vom 30. April 1997.

gelt Einsprachen, es fliegen Funken: Neue Antennen haben es schwer.».[57] Noch im gleichen Monat hatte der Schweizer Ständerat, dies ist die Vertretung der Kantone im Schweizerischen Parlament, eine Erhöhung der Strahlungsgrenzwerte zur Einführung von 5G abgelehnt und somit gezeigt, dass die Bedenken der Bevölkerung ernst genommen werden.[58]

Die Schweizer Regierung und die zuständigen Behörden führten nur ein halbes Jahr später dennoch die Auktion zur Vergabe der 5G-Funkfrrequenzen durch.
Ein Schelm, wer sich dabei Böses denkt.

---

[57] Es hagelt Einsprachen, es fliegen Funken: Neue Antennen haben es schwer, aargauerzeitung.ch, Thomas Wehrli, veröffentlicht am 21. März 2018, abrufbar unter: https://www.aargauerzeitung.ch/aargau/fricktal/es-hagelt-einsprachen-es-fliegen-funken-neue-antennen-haben-es-schwer-132343352.

[58] Keine höhere Handystrahlung: Der Ständerat lehnt die Anhebung der Grenzwerte für den 5G-Mobilfunk ab, nzz.ch, Lukas Mäder, veröffentlicht am 5. März 2018, abrufbar unter: https://www.nzz.ch/schweiz/-staenderat-will-hoehere-grenzwerte-fuer-5g-mobilfunk-ld.1362988?reduced=true.

Mobilfunk: Gesundheitsgefahr für unsere Kinder

Drei Dinge sind uns aus dem Paradies geblieben:
die Sterne der Nacht, die Blumen des Tages
und die Augen der Kinder.

Dante Alighieri

Wie der deutsche Liedermacher Reinhard Mey einmal so treffend gesagt hat: «*Wenn es um die Kinder geht, dann ist es bei mir mit dem Spass ganz vorbei.*». Ich kann mir vorstellen, dass es Ihnen hierbei gleich ergeht. Daher ist es umso wichtiger, dass wir verstehen, welch ungeheures Verbrechen die stetige Digitalisierung, «WLANisierung», und der 5G-Mobilfunkausbau an der Gesundheit unserer Kinder darstellt. Ebenso müssen wir jene Akteure enttarnen, welche diese Agenda munter vorantreiben und dabei die Gesundheit unserer Kinder massiv gefährden.

Zuerst lohnt es sich der Frage nachzugehen, wieso elektromagnetische Strahlung (EMF) gerade für Kinder so gefährlich ist.

Om P Gandhi ist ordentlicher Professor an der *Universität von Utah* (USA). Er hat sich in verschiedenen Studien mit den Auswirkungen von elektromagnetischer Strahlung auf Kinder auseinandergesetzt und gilt wohl als einer der kompetentesten Forscher im Bereich von elektromagnetischer Strahlung. Zudem ist er nicht davor zurückgeschreckt, sich öffentlich gegen Einschüchterungs- und Bestechungsversuche aus der Mobilfunkindustrie zur Wehr zu setzen: «*Ich bin Universitätsprofessor! Ich brauche euer Geld nicht*!».[59]

In einer Studie, publiziert im Jahre 2011, hat Prof. Dr. Gandhi in Zusammenarbeit mit weiteren Forschern festgehalten, dass die Gehirne der Kinder aufgrund ihrer kleineren Schädel viel mehr elektromagnetische Strahlung, ausgehend von Mobilfunktelefonen, absorbieren, als dies bei Erwachsenen mit grösseren Schädeln der Fall ist.[60] Anstelle vieler weiterer Publikationen sei hier auch die Studie[61] des Schweizer Forschers, Dr. Andreas Christ, erwähnt. Dieser hatte zusammen mit einem Institut der *ETH Zürich* nachgewiesen, dass die Absorption von elektromagnetischer Strahlung bei Kindern in Subregionen des Gehirns (Kortex, Hippokampus und Hypothalamus) und des Auges aufgrund der grösseren

---

[59] Siehe mit weiteren Verweisungen: 5G als ernste globale Herausforderung, Prof. Dr. Martin L. Pall, Hrsg. Prof. Dr. rer. nat. Klaus Buchner, Bernd Irmfrid Budzinski, Dr. med. Horst Eger, Dr. med. Markus Kern, Dr. phil. Peter Ludwig, Prof. Dr. phil. Karl Richter, Dr. rer. nat. Ulrich Warnke, Wirkungen des Mobil- und Kommunikationsfunks, 12. Ausgabe, veröffentlicht am 1. März 2019, 1. Aufl., abrufbar unter: https://kompetenzinitiative.com/wp-content/uploads/2019/08/2019-03-25_RZ-pall-webvorlage.pdf, S. 83.

[60] Vgl. Exposure Limits: The underestimation of absorbed cell phone radiation, especially in children, Om P Gandhi et al., veröffentlicht am 14. Oktober 2011, abrufbar unter: https://www.tandfonline.com/doi/full/10.3109/15368378.2011.6 22827?journalCode=iebm20, S. 48.

[61] Age-dependent tissue-specific exposure of cell phone users, Andreas Christ et al., veröffentlicht am 5. März 2010, abrufbar unter: https://iopscience.iop.org/article/10.1088/0031-9155/55/7/001.

Nähe des Telefons zu diesen Geweben – die grössere Nähe entsteht durch den kleineren Schädel bei Kindern – signifikant höher sein kann (>3 dB). Dies entspricht einer rund 2.5 Mal höheren Absorption. Beim Knochenmark ist der Anstieg aufgrund seiner signifikant höheren Leitfähigkeit sogar noch größer (>10 dB).

Da erscheint es auch nicht verwunderlich, dass gerade noch bei ungeborenen Kindern, elektromagnetische Strahlung, ausgehend von Mobiltelefonen, desaströse Auswirkungen haben kann, die die Kinder auch nach der Geburt ein Leben lang begleiten.

Dr. Hozefa A. Divan, damals für die *University of Southern California* tätig, heute (ironischerweise) beim Pharmakonzern *Sanofi* in leitender Funktion der Onkologie-Abteilung(!) angestellt, publizierte zusammen mit weiteren Forschern im Jahre 2008 eine grosse Studie[62], bei welcher auf die Daten und Befragungen von über 13'000 dänischen Müttern der *«Danish National Birth Cohort»* zugegriffen werden konnte. Als die Kinder dieser Mütter das 7. Lebensjahr erreichten wurden alle Mütter über den aktuellen Gesundheits- und Verhaltensstatus der Kinder sowie über die frühere Exposition gegenüber der Benutzung von Mobiltelefonen befragt. Die Mütter beurteilten die Verhaltensprobleme des Kindes mit Hilfe des Fragebogens zu Stärken und Schwierigkeiten, welche das Kind bis zum 7. Lebensjahr zeigte. Dabei offenbarten jene Kinder die grössten Verhaltensauffälligkeiten, welche sowohl vor

---

[62] Prenatal and Postnatal Exposure to Cell Phone Use and Behavioral Problems in Children, H. Divan et al, veröffentlicht in Epidemiology, July 2008, Vol. 19, No. 4 (July 2008), S. 523-529, abrufbar unter: https://www.jstor.org/stable/pdf/25662578.pdf?refreqid=excelsior%3A127de3bd18e650ccff-c6188fce3818a8.

ihrer Geburt als auch nach ihrer Geburt Mobilfunkstrahlung, bspw. durch Handygebrauch, ausgesetzt waren. Diese Kinder zeigten zu 80 Prozent mehr Verhaltensauffälligkeiten als jene Kinder, die praktisch keiner elektromagnetischen Strahlung ausgehend von Mobiltelefonen ausgesetzt waren.[63] Eine weitere Studie[64], welche auf der vorgenannten dänischen Studie aufbaute und durch einen Beizug von noch mehr Teilnehmern überprüfen sollte, ob die Ergebnisse adäquat waren, stützte dabei die verheerenden Erkenntnisse der ersten Studie.[65] Die jährlich steigenden ADHS-Diagnosen lassen an dieser Stelle grüssen.[66] Die Ritalin-Hersteller aus der Pharmaindustrie reiben sich derweil kräftig die Hände.[67]

Eine brandaktuelle Studie[68] aus Frankreich, durchgeführt von einem Forscherteam rund um Dr. Nathalie Boileau, hat bei über 2700 untersuchten Neugeborenen festgestellt, dass wenn deren Mütter während der Schwangerschaft täglich mehr als 30 Minuten mit dem Mobiltelefon telefonierten,

---

[63] Prenatal and Postnatal Exposure to Cell Phone Use and Behavioral Problems in Children, H. Divan et al, veröffentlicht in Epidemiology, July 2008, Vol. 19, No. 4 (July 2008), S. 523-529, abrufbar unter: https://www.jstor.org/stable/pdf/25662578. pdf?refreqid=excelsior%3A127de3bd18e650ccffc6188fee3818a8, S. 532.

[64] Cell phone use and behavioural problems in young children, H. Divan et al., veröffentlicht am 7. Dezember 2010, abrufbar unter: https://jech.bmj.com/content/jech/66/6/524.full.pdf.

[65] Cell phone use and behavioural problems in young children, H. Divan et al., veröffentlicht am 7. Dezember 2010, abrufbar unter: https://jech.bmj.com/content/jech/66/6/524.full.pdf, S. 529.

[66] Zahl der ADHS-Diagnosen steigt deutlich, Süddeutsche Zeitung, Guido Bohsem, veröffentlicht am 8. Juni 2016, abrufbar unter: https://www.sueddeutsche.de/gesundheit/untersuchung-zahl-der-adhs-diagnosen-steigt-deutlich-1.3023871.

[67] Kritiker fürchten neuen Ritalin-Boom, NZZ, Simon Hehli, veröffentlicht am 3. Juli 2018, abrufbar unter: https://www.nzz.ch/schweiz/kritiker-fuerchten-neuen-ritalin-boom-ld.1400144?reduced=true.

[68] Mobile phone use during pregnancy: Which association with fetal growth?, Nathalie Boileau et al., veröffentlicht im Journal of Gynecology Obstetrics and Human Reproduction, Volume 49, Issue 8, October 2020, abrufbar unter: https://www.sciencedirect.com/science/article/pii/S2468784720301963.

die Neugeborenen ein signifikant geringeres Geburtsgewicht auf die Waage brachten. Ein Phänomen, welches man sonst von Babys kennt, bei welchen die Mutter während der Schwangerschaft weiterhin Zigaretten rauchte.[69]

Ich könnte Ihnen nun an dieser Stelle viele weitere Studien[70], welche die negativen Auswirkungen von elektromagnetischer Strahlung (EMF) auf Kinder wunderbar herausgearbeitet haben, präsentieren. Aufgrund der erdrückenden Anzahl will ich mich nun aber darauf konzentrieren, wie staatliche und private Organisationen mit dieser Problematik umgehen und ob die 5G- und WLAN-Agenda gerade im Umfeld der Kinder dennoch vorangetrieben wird.

Gerd Landsberg ist Hauptgeschäftsführer des *Deutschen Städte- und Gemeindebundes*. In einem *FOCUS*-Online-Interview vom Juni 2019 fordert er 5G an jeder Milchkanne und auf die Frage, ob 5G-Masten am Ende auch auf Schulen und Kindergärten stehen sollen, antwortet Landsberg: «*Das sollten wir nicht grundsätzlich ausschließen. Nach meinen Erkenntnissen strahlt der Mast nicht auf das Gebäude, auf dem er steht. Wenn das so ist, dann kann er letztlich auch auf dem Dach eines Kindergartens stehen.*».[71] Und es kommt

---

[69] Babys von Raucherinnen haben geringeres Geburtsgewicht, Göttinger Tagblatt, veröffentlicht am 6. Juli 2011, abrufbar unter: https://www.goettinger-tageblatt.de/Nachrichten/Wissen/Babys-von-Raucherinnen-haben-geringeres-Geburtsgewicht.

[70] Für eine gute Übersicht konsultieren Sie bitte: 5G als ernste globale Herausforderung, Prof. Dr. Martin L. Pall, Hrsg. Prof. Dr. rer. nat. Klaus Buchner, Bernd Irmfrid Budzinski, Dr. med. Horst Eger, Dr. med. Markus Kern, Dr. phil. Peter Ludwig, Prof. Dr. phil. Karl Richter, Dr. rer. nat. Ulrich Warnke, Wirkungen des Mobil- und Kommunikationsfunks, 12. Ausgabe, veröffentlicht am 1. März 2019, 1. Aufl., abrufbar unter: https://kompetenzinitiative.com/wp-content/uploads/2019/08/2019-03-25_RZ-pall-webvorlage.pdf, S. 39.

[71] Städtebund-Chef: 5G-Masten auf Schulen und Kindergärten nicht ausschließen, FOCUS-Online, Jürgen Klöckner, veröffentlicht am 25. Juni 2019, abrufbar unter: https://www.focus.de/digital/dldaily/5g/interview-mit-gerd-landsberg-staedtebund-chef-5g-masten-auf-schulen-und-kindergaerten-nicht-ausschliessen_id_10856298.html.

35

noch besser. Gemäss Landsberg hat der Mobilfunkausbau eine solche Priorität, dass er Vorrang vor dem Naturschutz bekommen müsse! Die naturschutzrechtlichen Ausgleichsregelungen, wenn ein Mast in einem Naturschutzgebiet gebaut wird, seien ein «Bremser».[72] Nun würde man denken, dass spätestens hier die klimabewussten Lehrerverbände massenhaft opponieren würden. Eine Mobilfunkantenne auf der eigenen Schule und darüber hinaus noch eine im Naturschutzgebiet, ohne dass der Betreiber hierfür andernorts Bäume pflanzen muss. Das geht doch nicht! Welche Umweltsünde! Falsch gedacht.

Der Präsident des *Deutschen Lehrerverbandes*, Heinz-Peter Meidinger hält gegenüber *FOCUS* fest, dass man zwar nicht über die Köpfe der Betroffenen hinweg entscheiden solle, ein 5G-Mast auf der Schule sei aufgrund des toten Winkels jedoch weniger schlimm wie einer auf dem Pausenplatz. *«Ich warne davor, sie zu einem Tabu zu machen und sich falschen Ängsten hinzugeben.».*[73]

Auch in der Schweiz wird die 5G-Agenda in der Nähe von Kindergärten und Schulen schleunigst vorangetrieben. In diversen Städten und Gemeinden, wie bspw. in Steckborn[74], konnten erst durch massiven Widerstand aus der Bevölke-

---

[72] Städtebund-Chef: 5G-Masten auf Schulen und Kindergärten nicht ausschließen, Focus Online, Jürgen Klöckner, veröffentlicht am 25. Juni 2019, abrufbar unter: https://www.focus.de/digital/dldaily/5g/interview-mit-gerd-landsberg-staedtebund-chef-5g-masten-auf-schulen-und-kindergaerten-nicht-ausschliessen_id_10856298.html.

[73] 5G-Masten an Schulen: Lehrerverbands-Chef stellt Bedingungen auf, Focus Online, veröffentlicht am 26. Juni 2019, abrufbar unter: https://www.focus.de/digital/dldaily/focus-online-exklusiv-lehrerverbands-chef-5g-masten-auf-schulen-nur-unter-zwei-bedingungen_id_10867425.html.

[74] Steckborn sagt Nein zur Handyantenne neben dem Kindergarten, Tagblatt, Samuel Koch, veröffentlicht am 5. Juli 2019, abrufbar unter: https://www.tagblatt.ch/ostschweiz/frauenfeld/steckborn-sagt-nein-zur-handyantenne-neben-dem-kindergarten-und-stellt-sich-damit-gegen-uebergeordnetes-recht-ld.1132833.

rung 5G-Mobilfunkantennen direkt neben Kindergärten und Schulen (vorerst) verhindert werden.

Andere Schulen begrüssen dagegen die Installation von 5G-Antennen auf ihren Dächern. Der Schulleiter der KV-Schule in Baden, Jörg Pfister, meint: «*Wenn man in der Schule die Digitalisierung fördern will, dann muss man auch die Infrastruktur nutzen, die vorhanden ist – und deshalb sage ich Ja zu einer 5G-Antenne.*».[75] Als weitere Begründung führt der Schulleiter an, dass wenn die Schüler Videos hin und her schicken würden, das Netz manchmal ins Stocken gerate. Wohl um sich (juristisch) abzusichern, fügt der Schulleiter an: «*Sollte die Wissenschaft zeigen, dass man Bedenken haben sollte (wegen der Mobilfunkstrahlung), dann müsste man die Situation neu beurteilen.*».[76]

Gerne würde man solchen Schulleitern mal die Leviten lesen und ihnen mitteilen, dass die (nicht korrupte) Wissenschaft schon lange nachgewiesen hat, wie schädlich Mobilfunkstrahlung gerade für unseren Nachwuchs ist. Oder um es in den Worten von Prof. Dr. Peter Semm, ehemals an der *Universität Frankfurt* tätig, auszudrücken: «*Ich würde mein Kind nicht in einen Kindergarten schicken, wenn sich im Umkreis von 250 Metern eine Mobilfunkanlage befindet.*».[77]

---

[75] Schulrektor begrüsst 5G-Antenne, srf.ch, veröffentlicht am 17. Februar 2020, abrufbar unter: https://www.srf.ch/news/regional/aargau-solothurn/mobilfunk-netz-in-baden-schulrektor-begruesst-5g-antenne.

[76] Schulrektor begrüsst 5G-Antenne, srf.ch, veröffentlicht am 17. Februar 2020, abrufbar unter: https://www.srf.ch/news/regional/aargau-solothurn/mobilfunk-netz-in-baden-schulrektor-begruesst-5g-antenne.

[77] Zitat abrufbar bei http://www.aerzte-und-mobilfunk.eu/mobilfunk-zitate-forschung-wissenschaft/; Prof. Dr. Semm hatte 1999 übrigens auch einen Auftritt bei SAT 1, bei dem er sich kritisch zu Mobilfunkmasten äusserte. Das Video ist bei YouTube abrufbar unter: https://www.youtube.com/watch?v=g-NrKQPfwXs oder bei BitChute: https://www.bitchute.com/video/g7kdtkdww4YB/.

Wie immer «lohnt» sich bei solchen Thematiken auch der Blick in andere Länder, um vorauszusehen, wie sich künftig auch in unseren Breitengraden 5G in den Schulen unter Bezugnahme auf die «ach so tollen Vorteile» etablieren wird.

In den USA bringt der Mobilfunkgigant *Verizon* 5G unter dem Deckmantel der «Digitalen Inklusion» – die bewusste Wortwahl der Inklusion kommt Ihnen aus anderen «herzerwärmenden» Bereichen sicherlich bestens bekannt vor – direkt in die Klassenzimmer. Mit entsprechenden Werbevideos[78] wird diese «Gutmütigkeit» gar offen zelebriert. Schliesslich würden noch immer Millionen von Schülern und Studenten unter einem Mangel an Verbindung und technischen Möglichkeiten leiden. Ziel sei es, 5G bis 2021 direkt in 100 Schulen zu installieren.[79] In einer Schule in Cleveland zeigt sich nun, was das genau bedeutet. In einer alten Fabrikhalle neben der Schule, welche von den Schülern zuvor noch «Narnia» genannt wurde, können sich die Schüler zukünftig in einem 5G-Learning Lab in die Welten der «*Augmented-Reality*» stürzen.[80] Selbst der bekannte Musiker Pharrell Williams wird werbewirksam eingespannt und stattet diesen glücklichen Kindern, welche ohne die «Digitale Inklusion» doch so «benachteiligt» waren, einen Besuch ab.[81]

---

[78] Closing the Digital Divide | VIL |:60 Verizon, Verizon, YouTube, veröffentlicht am 25. September 2019, abrufbar unter: https://www.youtube.com/watch?v=PoUZy7ZEwLc&feature=emb_logo.

[79] Siehe Verizon, Digitial Inclusion, abrufbar unter: https://www.verizon.com/about/responsibility/digital-inclusion/verizon-innovative-learning.

[80] 5G for Education Is Finally Here. First Stop? Cleveland, EdSurge, Emily Tate, veröffentlicht am 28. September 2019, abrufbar unter: https://www.edsurge.com/news/2019-09-28-5g-for-education-is-finally-here-first-stop-cleveland.

[81] Pharrell Williams surprises Verizon Innovative Learning class in Cleveland, Verizon, YouTube, veröffentlicht am 27. September 2019, abrufbar unter: https://www.youtube.com/watch?v=nT5c-l3uBsc.

Der Schwedische Mobilfunkinfrastruktur-Konzern *Ericsson*, welcher wie vorgängig bereits erwähnt u.a. auch in Deutschland und in der Schweiz die 5G-Infrastruktur bereitstellt, preist 5G im Zuge der «Corona-Plandemie» als «*5G can be the infrastructure for our new educational normal*».[82] 5G ist also die Infrastruktur für die «Neue Schulische Normalität». Zur Etablierung dieser «Neuen 5G-Normalität» hat man auch bei *Ericsson* die Karte der angeblich sozial benachteiligten Kinder gespielt. So nutzte der schwedische Grosskonzern zusammen mit der *Vermont Telephone Company* die «Corona-Plandemie» um innerhalb von 10 Tagen mitten in der Stadt Rutland (USA) eine 4G- und eine 5G-Antenne zu errichten, damit die daheimgebliebenen Schüler in Genuss des besten mobilen Internets für ihren digitalen Unterricht kommen. Dabei wurde laut *Ericsson* explizit auch das 5G-Frequenzspektrum installiert, damit die Schüler «*das schnellste drahtlose Internet der USA*» geniessen können.[83]

Ob so viel Gutmütigkeit geht mir wieder einmal das Herz auf! Wie geht es Ihnen?

---

[82] How 5G can help educators make the best of remote learning, Ericsson, Kiva Allgood, veröffentlicht am 19. Oktober 2020, abrufbar unter: https://www.ericsson.com/en/blog/2020/10/is-remote-learning-using-5g-infrastructure.

[83] Vermont Telephone Company and Ericsson Mobilize Quickly to Provide Rutland City Public Schools with Free Internet, Ericsson, veröffentlicht am 31. März 2020, abrufbar unter: https://www.ericsson.com/en/press-releases/6/2020/vermont-telephone-company-and-ericsson-mobilize-quickly-to-provide-rutland-city-public-schools-with-free-internet.

Mobilfunk und die voranschreitende Unfruchtbarkeit des westlichen Mannes

*Die Matrix ist die Welt
die über deine Augen gestülpt wurde,
damit du blind für die Wahrheit bist.*

Morpheus im Film «Matrix»

Durch den Aufwachprozess und den damit einhergehenden Erkenntnisgewinn erlangt man eine Kontrolle über das eigene Leben zurück, deren man sich zuvor kaum bewusst war. Man decodiert die Matrix. Jeden Tag erkennt man neue Wahrheiten. Der Blick schärft sich und die Sicht wird klarer. Doch alles hat seinen «Preis». Die Widerstände und Grausamkeiten des Systems erscheinen klarer vor Augen. Es ist schwer nicht daran zu verzweifeln. Dieses Kapitel führt sie nun tiefer in diesen Kaninchenbau und offenbart Ihnen eine weitere verbotene Wahrheit.

Vielleicht haben Sie schon davon gehört, dass sich die Spermienproduktion des europäischen Mannes in den letzten

40 Jahren halbiert hat. Dies ist kein Geheimnis. Der Bay-
erische Rundfunk schreibt hierzu im Juli 2017 unter Beru-
fung auf eine Metastudie[84] – diese Meta-Studie hat u.a. 158
Studien zu dieser Thematik analysiert und die Ergebnisse
zusammengefasst (!) – der *Hadassah-Hebrew University*
in Jerusalem: «*Die Forscher stellten eine Verringerung der
Samenzellen seit 1973 in einem Bereich zwischen 50 und
60 Prozent fest. Dieser Trend ist in Europa, Nordamerika,
Australien und Neuseeland zu beobachten. Bei Männern
aus Südamerika, Asien und Afrika wurde dieser Trend hingegen nicht gesehen. Konkret ging die Konzentration der
Spermien pro Milliliter Sperma um insgesamt 52,4 Prozent
zurück. Die Gesamtanzahl der Spermien pro Samenerguss
ist im gleichen Zeitraum um 59,3 Prozent gesunken.*». Prof.
Dr. Artur Mayerhofer von der Ludwig-Maximilians-Univer-
sität München kommentiert das Ergebnis der vorgenannten
Meta-Studie wie folgt: «*Dieser Trend ist bedenklich und
sollte wahrgenommen werden. Denn es gibt keine Anzeichen
dafür, dass dieser Trend sich abschwächt oder umkehrt. Der
Schwund der Spermienzahl ist seit Beginn der Studienzeit
nahezu gleich hoch geblieben.*».[85] Auch die durchführenden
Forscher um Dr. Hagai Levine fordern: « *(...) Forschung
über die Ursachen dieses anhaltenden Niedergangs ist dringend erforderlich.*»![86] Der Bayrische Rundfunk versucht den
Leser gleichzeitig zu beruhigen: «*Keine Panik! Der Mann
stirbt nicht aus. Denn die Männer in den westlichen Indust-*

---

[84] Temporal trends in sperm count: a systematic review and meta-regression ana-
lysis, Hagai Levine et al., veröffentlicht am 25. Juli 2017, abrufbar unter: https://
academic.oup.com/humupd/article/23/6/646/4035689.

[85] Europäische Männer produzieren weniger Spermien, Bayrischer Rundfunk, veröffentlicht am 26. Juli 2017, abrufbar unter: https://www.br.de/wissen/fruchtbar-
keit-maenner-produzieren-weniger-spermien-100.html.

[86] Temporal trends in sperm count: a systematic review and meta-regression ana-
lysis, Hagai Levine et al., veröffentlicht am 25. Juli 2017, abrufbar unter: https://
academic.oup.com/humupd/article/23/6/646/4035689.

rienationen haben noch immer rund 47 Millionen Spermien pro Milliliter Ejakulat." Das liege deutlich über dem Wert von rund 15 Millionen Spermien, ab dem die WHO von Unfruchtbarkeit spreche."[87]

Da haben Sie ja aber nochmals Glück gehabt! Ihre Spermienanzahl hat sich halbiert, aber keine Angst, Sie haben noch genügend Spermien, damit Sie gemäss WHO-Skala nicht als unfruchtbar gelten!

Und wenn Sie sich nun damit beruhigen wollen, dass dies ja nur eine Meta-Studie von israelischen Forschern sei und es gewiss nicht so schlimm sein kann, dann beachten Sie Folgendes. Auch in den neusten nationalen Studien kommen die Forscher zu gleichen Ergebnissen!

In der Schweiz bspw. haben Forscher der *Universität Genf* rund um Prof. Dr. Serge Nef, in Zusammenarbeit mit der Schweizer Armee, über 15 Jahre lang das Sperma von über 2500 stellungspflichtigen Männern im Alter zwischen 18 und 22 Jahren gesammelt. Die Ergebnisse waren so schockierend, dass das Schweizer Boulevardmagazin «*Schweizer Illustrierte*» titelte: «*Gibt es Babys bald nur noch aus dem Reagenzglas? In der Schweiz geht es mit der Spermienqualität bergab. Eine landesweite Studie zeigt: Der Samen von sechs von zehn jungen Männern erreicht die Normwerte nicht. Das dürfte sich auf die natürliche Fruchtbarkeit auswirken.*».[88] Prof. Dr. Serge Nef und sein Team hatten in ihrer

---

[87] Europäische Männer produzieren weniger Spermien, Bayrischer Rundfunk, veröffentlicht am 26. Juli 2017, abrufbar unter: https://www.br.de/wissen/fruchtbarkeit-maenner-produzieren-weniger-spermien-100.html.

[88] Gibt es Babys bald nur noch aus dem Reagenzglas?, Schweizer Illustrierte, Maria Ryser, veröffentlicht am 29. Mai 2019, abrufbar unter: https://www.schweizer-illustrierte.ch/family/gibt-es-babys-bald-nur-noch-aus-dem-reagenzglas.

Studie, u.a. die Spermienkonzentration im Samenerguss als auch deren Beweglichkeit gemessen. Sie fassen die Ergebnisse selbst wie folgt zusammen: «*(...) Zum ersten Mal hat eine systematische Stichprobe unter jungen Männern bestätigt, dass die Spermienqualität auf nationaler Ebene beeinträchtigt wird. Die gemessene mediane Spermienkonzentration gehört zu den niedrigsten in Europa. (...) Ein signifikanter Anteil der jungen Männer in der Schweiz weist eine suboptimale Samenqualität auf, wobei nur 38% der jungen Männer Spermienkonzentration, Motilität und Morphologiewerte aufweisen, die den WHO-Samenreferenzwerten entsprechen.*»[89] Doch damit nicht genug: Rund 17 Prozent der untersuchten Schweizer Männer wiesen eine Spermienkonzentration unter 15 Millionen Spermien/ml auf, was nach WHO-Klassifikation bedeutet, dass diese Männer als unfruchtbar eingestuft werden müssten![90]

Lassen Sie sich diese Ergebnisse auf der Zunge zergehen! Nur 38% der jungen Schweizer Männer hatten eine Spermienqualität, die den WHO-Samenreferenzwerten entspricht und 17% gelten de-facto gemäss WHO-Klassifikation als unfruchtbar! Haben Sie hierbei irgendeinen nachhaltigen Aufschrei erlebt? Wurde von der Schweizer Regierung sofort eine *Taskforce* eingesetzt um den Ursprüngen dieser Krise auf die Schliche zu kommen? Ist es nicht krankhaft, wenn eine Regierung zulässt, dass ihre jungen Männer zunehmend unfruchtbar werden?

---

[89] Semen quality of young men in Switzerland: a nationwide cross-sectional population-based study, Serge Nef et al., Discussion and Conclusion, veröffentlicht am 21. Mai 2019, abrufbar unter: https://onlinelibrary.wiley.com/doi/full/10.1111/andr.12645.

[90] Semen quality of young men in Switzerland: a nationwide cross-sectional population-based study, Serge Nef et al., Results, veröffentlicht am 21. Mai 2019, abrufbar unter: https://onlinelibrary.wiley.com/doi/full/10.1111/andr.12645.

Welche Rolle spielt also der Mobilfunk in dieser Misere und wie könnte sich die zunehmende Strahlenbelastung durch 5G auf diesen Niedergang der männlichen Fruchtbarkeit auswirken?

Am 19. Februar 2016 titelt der *Norddeutsche Rundfunk* (NDR): *«Studie: Handy-Strahlung schädigt Spermien»*. Eine Studie[91] der israelischen Universität in Haifa hat ergeben, dass elektromagnetische Strahlung (EMF) von Mobiltelefonen die männliche Fruchtbarkeit schädigt. Martha Dirnfeld, Professorin am Medizinischen Zentrum der Technischen Universität in Haifa, fasste das Ergebnis der Untersuchung folgendermaßen zusammen: *«Wir haben drei Nutzungsgewohnheiten des Mobiltelefons gefunden, die zu einem erheblichen Rückgang der Spermienzahl bei Männern geführt haben. Das sind Männer, die das Telefon nahe am Körper benutzen oder laden oder es in der Nähe der Hoden tragen. Die Anzahl ihrer Spermien war wesentlich geringer.».*[92] U.a. wurde auch gezeigt, dass die Spermienkonzentration bei Männern, welche ihr Mobiltelefon mehr als 1 Stunde am Tag nutzten, eine signifikant schlechtere Spermienqualität aufwiesen, als jene Männer, die ihr Mobiltelefon weniger nutzten.[93]

Im Jahre 2014 veröffentlichten Forscher des Nationalen Urologie-Instituts der Ukraine rund um Prof. Dr. Igor Gorpin-

---

[91] Habits of cell phone usage and sperm quality – does it warrant attention?, Ariel Zielbricht et al., veröffentlicht am 3. September 2015, abrufbar unter: https://www.rbmojournal.com/article/S1472-6483(15)00300-4/fulltext.

[92] Studie: Handy-Strahlung schädigt Spermien, NDR, Sebastian Engelbrecht, veröffentlicht am 19. Februar 2016, abrufbar unter: https://www.ndr.de/ratgeber/gesundheit/Studie-Handy-Strahlung-schaedigt-Spermien,handystrahlung122.html.

[93] Habits of cell phone usage and sperm quality – does it warrant attention?, Ariel Zielbricht et al., veröffentlicht am 3. September 2015, abrufbar unter: https://www.rbmojournal.com/article/S1472-6483(15)00300-4/fulltext.

chenko eine weitere alarmierende Studie[94], welche den direkten Einfluss von Handystrahlung auf das männliche Sperma untersuchte. Dabei wurde das Sperma von 32 gesunden Männern in zwei Proben unterteilt. Diese Proben wurden in ein Thermostat gelegt und eine Probe jedes Mannes direkter Mobilfunkstrahlung (Bereitschafts- und Gesprächsmodus) ausgesetzt. Jene Probe, welche direkter Mobilfunkstrahlung ausgesetzt war wies nach 5 Stunden einen signifikant höheren Anteil an unbeweglichen Spermien auf. Ebenso liessen sich in den Spermien der «bestrahlten» Gruppe deutlich mehr Brüche in ihrer DNA-Struktur nachweisen.[95]

Auch eine Meta-Studie[96], welche ein Team rund um die Forscherin Dr. Jessica Adams der britischen Universität Exeter im Jahre 2014 veröffentlicht hat, hält fest: «*Unsere Analysen zeigen negative Assoziationen zwischen Mobiltelefon-Exposition auf die Lebensfähigkeit und Motilität (Bewegungsfähigkeit) der Spermien. Die Auswirkungen auf die Konzentration sind eher unklar. Weitere Forschung ist erforderlich, um diese Wirkungen genauer zu quantifizieren und die klinische Bedeutung des Risikos sowohl für subfertile Männer als auch für die Allgemeinbevölkerung zu bewerten.*».
Diese Studie hat übrigens sogar das deutsche Mainstream-Blatt *Bild* veranlasst in einem Beitrag dem Leser klipp und

---

[94] The influence of direct mobile phone radiation on sperm quality, Igor Gorpinchenko et al., veröffentlicht am 17. April 2017, abrufbar unter: http://ceju.online/journal/2014/commenting-on-gorpinchenko-et-al-the-influence-of-direct-mobile-phone-radiation-on-sperm-439.php.

[95] The influence of direct mobile phone radiation on sperm quality, Igor Gorpinchenko et al., Conclusion and Results, veröffentlicht am 17. April 2017, abrufbar unter: http://ceju.online/journal/2014/commenting-on-gorpinchenko-et-al-the-influence-of-direct-mobile-phone-radiation-on-sperm-439.php.

[96] Effect of mobile telephones on sperm quality: A systematic review and meta-analysis, Jessica Adams et al., veröffentlicht im September 2014, abrufbar unter: https://www.sciencedirect.com/science/article/pii/S0160412014001354.

klar zu sagen, dass das Handy in der Hosentasche nicht gut für seine Spermien ist.[97]

Die vorangehenden Ausführungen zeigen deutlich auf, welch schädliche Auswirkungen Mobilfunkstrahlung auf das männliche Spermium hat. Es ist vor allem unter Berücksichtigung der vorgestellten Studien anzunehmen, dass sich die wohl zusätzliche Strahlenbelastung[98] durch die Einführung von 5G weiter negativ auf die Fruchtbarkeit des «westlichen Mannes» auswirken wird.

Von Ihren Regierungen können Sie gesamthaft, trotz der eindeutigen Warnrufe aus der Wissenschaft hinsichtlich der sich rapide verschlechternden Spermienqualität, keine Hilfe erwarten. Diese interessiert auch nicht, dass laut *Neuer Zürcher Zeitung* (*NZZ*) schon heute jedes 5 Paar in der Schweiz ungewollt kinderlos bleibt und wenn hierfür der Grund beim Mann liegt, meistens die Spermienqualität das entscheidende Problem ist.[99]

Und erwarten Sie schon gar nicht, dass hinsichtlich der Gefahr durch Mobilfunkstrahlung etwas Tiefgreifendes passiert. Die deutsche Bundesregierung hat am 18. November 2019 deutlich festgehalten, dass man 5G schnellstmöglich

---

[97] Wie gefährlich ist Handy-Strahlung wirklich?, bild.de, veröffentlicht am 28. August 2019, abrufbar unter: https://www.bild.de/digital/smartphone-und-tablet/multimedia/stiftung-warentest-klaert-auf-handys-schaden-den-spermien-64251230.bild.html.

[98] Gefährdet 5G die Gesundheit?, spiegel.de, veröffentlicht am 11. März 2019, abrufbar unter: https://www.spiegel.de/netzwelt/web/5g-gefaehrlich-was-experten-zum-thema-5g-und-gesundheit-sagen-a-1257267.html.

[99] Spermienqualität von Schweizer Männern ist besorgniserregend, NZZ, Alan Niederer, veröffentlicht am 22. Mai 2019, abrufbar unter: https://www.nzz.ch/wissenschaft/spermienqualitaet-auch-in-der-schweiz-besorgniserregend-ld.1483593?reduced=true.

in ganz Deutschland einführen will. 99.5% der Haushalte sollen bis 2024 mit Mobilfunk bestrahlt werden.[100] Auch der Schweizer Bundesrat will laut Mitteilung vom August 2020 beim 5G-Ausbau zügig vorwärts machen.[101]

Vom Schutz der Spermien der jungen westlichen Männer können Sie also nur träumen. Ungewollte Kinderlosigkeit bleibt deren eigenes Problem. Lieber folgt man zum Ausgleich der demographischen Probleme bekanntlich den Vorschlägen der UNO: «Bestanderhaltungsmigration»[102] ist das Zauberwort der Stunde. Oder noch besser: Man will den Menschen weiss machen, dass der Klimawandel schuld an der miserablen Spermienqualität des westlichen Mannes sei! Kein Scherz! So warnt die *Deutsche Gesellschaft für Urologie (DGU)* in der *Rheinischen Post* (*RP*) unter dem Titel «Klimawandel könnte zu Gefahr für Spermienqualität werden»: «*Eine erhöhte Umgebungstemperatur der den Samen produzierenden Hoden vermindert die Spermienqualität und kann dadurch die männliche Zeugungsfähigkeit beeinträchtigen.*»![103] Denken Sie an das eingangs erwähnte Zitat aus dem Film Matrix...

Mehr muss ich Ihnen sicherlich nicht dazu erzählen.

---

[100] Eine Milliarde Euro gegen Funklöcher, Deutsche Bundesregierung, veröffentlicht am 18. November 2019, https://www.bundesregierung.de/breg-de/themen/digitalisierung/mobilfunkstrategie-1693528.

[101] Bundesrat will bei 5G-Ausbau vorwärtsmachen, Finanz und Wirtschaft, veröffentlicht am 20. August 2020, abrufbar unter: https://www.fuw.ch/article/bundesrat-will-bei-5g-ausbau-vorwaerts-machen/.

[102] Bestandserhaltungsmigration: Eine Lösung für abnehmende und alternde Bevölkerungen?, Abteilung Bevölkerungsfragen der Vereinten Nationen, https://www.un.org/en/development/desa/population/publications/pdf/ageing/replacement-es-d.pdf.

[103] Klimawandel könnte zu Gefahr für Spermienqualität werden, RP-Online, Julia Weise, veröffentlicht am 14. August 2020, abrufbar unter: https://rp-online.de/leben/gesundheit/hodenprobleme-durch-klimawandel-urologen-sorgen-sich-um-spermienqualitaet_aid-52765595.

Wie so oft ist unverzügliche Eigeninitiative gefragt. Tragen Sie das Handy am besten nur im Flugmodus auf sich und verstauen Sie es möglichst weit von Ihrem Körper entfernt. Schalten Sie es nur dann ein, wenn Sie es wirklich auch brauchen. Darüber hinaus gibt es für den Mann auch die zusätzliche Möglichkeit, sich effektiv vor elektromagnetischer Strahlung, ausgehend von Ihrer Umgebung (Handymasten, andere Mobiltelefone, etc.), zu schützen. So zum Beispiel abschirmende Unterhosen von *www.protectyourballs.ch*. Es handelt sich um eine zusätzliche Möglichkeit, sich dem Strahlenangriff auf die Fertilität zu widersetzen. Klären Sie auch unbedingt Ihre männlichen Freunde hinsichtlich dieser tragischen Umstände auf. Sie werden es Ihnen danken.

Bill Gates – Ein «Hellseher» und seine 5G-Agenda

Und es bringt alle dahin, die Kleinen und die Großen,
und die Reichen und die Armen, und die Freien und die
Knechte, dass sie ein Malzeichen annehmen an ihre rechte
Hand oder an ihre Stirn; und dass niemand kaufen oder
verkaufen kann als nur der, der das Malzeichen hat,
den Namen des Tieres oder die Zahl seines Namens.
Hier ist die Weisheit. Wer Verständnis hat,
berechne die Zahl des Tieres,
denn es ist eines Menschen Zahl;
und seine Zahl ist 666.

Die Bibel, Offenbarung 13,16-18

Im Zuge der «Corona-Plandemie» rückte der bisher praktisch von aller Welt als grosszügiger Philanthrop wahrgenommene Bill Gates vermehrt in den Fokus der kritischen Öffentlichkeit. Was die wenigsten Menschen wissen: die *Bill & Melinda Gates Foundation* hatte noch im Oktober 2019, also weit bevor irgendwo von einer Corona-Pandemie die Rede war, zusammen mit der *John Hopkins Universität* und dem *World*

Economic Forum im Beisein vieler Grosskonzerne, Regierungen und der *WHO* eine Übung mit dem Namen «Event 201»[104] abgehalten bei der – man halte sich fest –, der Ausbruch einer weltweiten Pandemie basierend auf einem neuartigen Corona-Virus mit dem Namen *CAPS* simuliert wurde. Dieses fiktive Virus rief dabei schwere Atemwegserkrankungen hervor.[105]

Dazu gesellen sich weitere «Hellseherische»-Interviews[106], wie Ende Juni 2020, als Gates im Beisein seiner Gattin und mit einem schelmischen Lächeln festhält, dass die Menschen die nächste Pandemie nach «Covid-19» dann schon ernst nehmen würden. Man gewinnt beim Ansehen des Interviews den Eindruck, dass Gates erneut in die Zukunft sieht und sich über eine kommende, schlimmere Pandemie freut. Solche Verhaltensweisen tragen mit Sicherheit dazu bei, dass ihm, dem Saubermann, auch unlautere Absichten unterstellt werden können.

Im Januar 2021 führt Gates in einem Interview mit dem Schweizer Mainstream-Blatt *Tages-Anzeiger* schliesslich aus, was das seiner Meinung nach bedeuten könnte: «*(...) Diese Pandemie ist schlimm, aber eine künftige Pandemie könnte zehnmal so schlimm sein. (...)*».[107] U.a. seien die

---

[104] About Event 201, Exercise team, abrufbar unter: https://www.centerforhealthsecurity.org/event201/about.

[105] Centerforhealthsecurity, Event 201 Pandemic Exercise: Segment 1, Intro and Medical Countermeasures (MCM) Discussion, veröffentlicht am 4. November 2019, abrufbar unter: https://www.youtube.com/watch?v=Vm1-DnxRiPM, siehe ab Minute 17:00.

[106] A Special Edition of Path Forward with Bill and Melinda Gates, US Chamber of Commerce Foundation, 23. Juni 2020, abrufbar unter: https://www.youtube.com/watch?v=fWQ2DsHWrQE, siehe ab Minute 06:30.

[107] «Wir sind auf die nächste Pandemie nicht vorbereitet», tagesanzeiger.ch, Stefan Kornelius, veröffentlicht am 27. Januar 2021, abrufbar unter: https://www.tagesanzeiger.ch/wir-sind-auf-die-naechste-pandemie-nicht-vorbereitet-214326922316.

«Impfangst» und die «Pandemiekonspirationen» ein Problem, welches er und seine Stiftung schon lange erkannt hätten: «*Die Gates-Stiftung kennt das Problem in seinen Extremen seit Langem. Bei der Polio-Bekämpfung in Ländern wie Pakistan oder Nigeria gab es Gerüchte über den Impfstoff, er sei nicht sicher oder würde Frauen unfruchtbar machen. Wir mussten auf vertrauenswürdige Personen der Gesellschaft zugehen, oft die religiösen Führer, und sie bitten, die Vorteile der Impfung zu erklären. Es ist eine grosse Herausforderung, wenn Menschen einfache Lösungen suchen. Sie fragen sich, ob irgendjemand hinter der Pandemie steckt. Es ist schlecht, wenn falsche Informationen die Menschen von der Impfung abhalten. Denn dann dauert die Epidemie nur länger.*».[108]

Falsche Informationen, welche die Menschen von einer Impfung abhalten würden?

Man muss sich nicht einmal in das Reich der Vermutungen begeben, denn echte Verbrechen, begangen durch die *Bill & Melinda Gates Foundation,* sind bestens dokumentiert.

Wir schreiben das Jahr 2009, als die *Bill & Melinda Gates Foundation* in Indien mit der durch sie finanzierten Organisation *Path* an über 24'000 Mädchen im Alter zwischen 10 und 14 Jahren die *HPV*-Impfstoffe *Gardasil* (*Merck*) und *Cervavix* (*GlaxoSmithKline*) testet. *Path* führt dabei die Impfungen durch, ohne alle Eltern der minderjährigen Mädchen um Erlaubnis zu fragen. Es findet in der Folge keine Nachbeobachtung bei den geimpften Mädchen statt.

---

[108] «Wir sind auf die nächste Pandemie nicht vorbereitet», tagesanzeiger.ch, Stefan Kornelius, veröffentlicht am 27. Januar 2021, abrufbar unter: https://www.tagesanzeiger.ch/wir-sind-auf-die-naechste-pandemie-nicht-vorbereitet-214326922316.

7 Mädchen sterben nach den Impfungen. Danach wird behauptet, dass sich u.a. zwei der Mädchen selbst umgebracht hätten. Eine unabhängige Untersuchung wird weder durch den Staat, die Pharmakonzerne, noch die verantwortliche Organisation *Path* eingeleitet. Die Mädchen werden nach ihrem Tod jedoch schleunigst eingeäschert.[109] Eine diesbezügliche Petition, welche die Öffentlichkeit auf diesen Fall aufmerksam machen sollte, u.a. gegen *Path* und das indische Gesundheitsministerium, ist seit dem Jahre 2012 vor dem obersten Gerichtshof Indiens hängig.[110]

Selbst wenn die Mädchen, wie es behauptet wird, alle einen Tod starben, der nicht kausal mit der Impfung zusammenhing, hat *Path* ein Verbrechen an einer grossen Anzahl von jungen Mädchen verübt. Die Impfung an einem minderjährigen urteilsunfähigen Kind ohne die Einwilligung des Sorgeberechtigten ist nach Schweizer Recht (Art. 122 f. StGB) eine widerrechtliche Körperverletzung und würde in der Schweiz strafrechtlich verfolgt werden.[111]

Wer nun denkt, dass solch merkwürdige Vorkommnisse rund um den Gutmenschen Gates nicht in einen grösseren Kontext eingeordnet werden könnten, sollte mehr über das Weltbild von Bill Gates erfahren. Im Jahre 2010 bei einem *TED*-Vortrag betreffend den menschlichen CO_2-Ausstoss

---

[109] Vgl. zum Ganzen «Inder wollen keine Versuchskaninchen mehr sein», spiegel. de, Nicola Kuhrt, veröffentlicht am 9. Mai 2012, abrufbar unter: https://www. spiegel.de/wissenschaft/medizin/klinische-studien-in-indien-fordern-immer-wieder-todesopfer-a-806797.html.

[110] Siehe Supreme Court of India, Diary No.- 36970 – 2012, KALPANA MEHTA AND ORS. vs. UNION OF INDIA AND ORS.

[111] Vgl. Medizinische Eingriffe an Urteilsunfähigen, Eine strafrechtliche Analyse der stellvertretenden Einwilligung, Marc Thommen, Basler Studien zur Rechtswissenschaft, Band 15, abrufbar unter: https://www.ius.uzh.ch/dam/jcr:ffffffff-cf62-9b13-0000-00003e288d9c/Thommen,%20Dissertation.pdf, S. 133 f.

schildert Gates: «*(...) Zuerst haben wir die Bevölkerung. Heute leben 6,8 Milliarden Menschen auf der Welt. Es geht auf etwa 9 Milliarden zu. Wenn wir sehr erfolgreich mit neuen Impfstoffen, der Gesundheitsversorgung und Reproduktionsmedizin sind könnten wir das wohl um 10% bis 15% senken, aber zur Zeit sehen wir eine Steigung um 1,3.*»![112] Diese Zielsetzung wurde 2011 durch Gates, im Rahmen eines CNN-Interviews, bestätigt.[113] Durch Impfungen, Gesundheitsversorgung und Reproduktionsmedizin soll also die Weltbevölkerung um 10 bis 15 Prozent reduziert werden? Gates erklärt seine Herangehensweise damit, dass Menschen in Drittweltländern weniger Kinder bekommen würden, wenn klar wäre, dass weniger Kinder durch Impfungen und eine bessere Gesundheitsversorgung den frühen Kindstod sterben.[114] «*Wer's glaubt, wird selig.*»

Die vorangehenden Kapitel haben gezeigt, dass Mobilfunkstrahlung, also auch 5G, in einen engen Zusammenhang mit verminderter Spermienqualität und somit Bevölkerungsreduktion gebracht werden kann. Es würde also nicht verwundern, wenn Bill Gates und seine Foundation «*zufälligerweise*» auch in diesem Bereich ihre Finger im Spiel hätten.

---

[112] TED-Talk 2010, Bill Gates, Februar 2010, abrufbar unter: https://www.ted.com/talks/bill_gates_innovating_to_zero?language=de, siehe ab Minute 04:20.

[113] CNN, Transcripts, Aired February 5, 2011 - 07:30 ET, abrufbar unter: http://transcripts.cnn.com/TRANSCRIPTS/1102/05/hcsg.01.html: «*(...) Well, over this decade, we believe unbelievable progress can be made both in inventing new vaccines and making sure they get out to all the children who need them. We can cut the number of children who die every day from about 9 million to half of that, if we have success on it. And the benefits there in terms of reducing sickness, reducing the population growth, it really allows society a chance to take care of itself once you've made that intervention. (...)*».

[114] Bill & Melinda Gates Foundation, Annual Letter 2009, abrufbar unter: https://www.gatesfoundation.org/who-we-are/resources-and-media/annual-letters-list/annual-letter-2009.

Natürlich, Sie haben es geahnt: Bill Gates ist auch hinsichtlich 5G bestens investiert. Man betrachte bspw. sein privates Investment[115] in die Firma *Pivotal Commware*, welche u.a. mit der Hilfe ehemaliger Mitarbeiter der *DARPA* (*Defense Advanced Research Projects Agency*) [116] 5G-Strahlung, welche von einem zentralen Sendemasten ausgesandt wird, direkt und zu niedrigeren Kosten als die üblichen Technologien, gebündelt in das Gebäude hineinleitet.[117] Somit kann die 5G-Strahlung eines einzigen zentralen grösseren Sendemasts besser in die einzelnen Haushalte hineintransportiert werden.[118] Doch damit nicht genug.

Bill Gates wäre vermutlich nicht Bill Gates, wenn er nicht auch daran gedacht hätte, ausgiebig in jene Unternehmen zu investieren, welche direkt aus dem All Strahlung auf die Erde «regnen» lassen.[119] So zählt Gates zu den grössten Investoren[120] bei *Kymeta*, ein US-Amerikanisches Unternehmen, welches Satelliten-Antennen und entsprechende Empfangsgeräte entwickelt. *Kymeta* verspricht mobile Konnektivität direkt aus dem All in Verbindung mit 5G-Technologie auf dem Boden.[121]

---

[115] Pivotal Commware, About us, abrufbar unter: https://pivotalcommware.com/about/.

[116] Die Defense Advanced Research Projects Agency (DARPA) ist eine Behörde des Verteidigungsministeriums der Vereinigten Staaten, die Forschungs-Projekte für die Streitkräfte der Vereinigten Staaten durchführt.

[117] Pivotal Commware, Products, Pivot 5G™, abrufbar unter: https://pivotalcommware.com/pivot-5g/.

[118] Pivotal Commware, WaveScape™, abrufbar unter: https://pivotalcommware.com.

[119] 5G and Kymeta, Kymeta, veröffentlicht am 6. August 2019, abrufbar unter: https://www.youtube.com/watch?v=rHNh2gAJ5lM.

[120] Bill Gates leads $85 million fundraising for satellite antenna specialist Kymeta to scale production, CNBC, Michael Sheetz, veröffentlicht am 25. August 2020, abrufbar unter: https://www.cnbc.com/2020/08/25/bill-gates-leads-kymetas-85-million-fundraising-for-satellite-antennas.html.

[121] Kymeta Developing 5G Satellite Connected Car Technology, FutureCar, Eric Walz, veröffentlicht am 17. Juli 2017, abrufbar unter: https://www.futurecar.com/1228/Kymeta-Developing-5G-Satellite-Connected-Car-Technology.

Dies ist übrigens nicht die einzige, höchst bedenkliche Aktivität, welche Gates über unseren Köpfen finanziert. In Zusammenarbeit mit der renommierten Harvard-Universität und unter dem Projektnamen «*Stratospheric Controlled Perturbation Experiment* (SCoPEx)*»* wird in Schweden noch in diesem Jahr 2021[122] zu Testzwecken ein Heissluftballon in die Stratosphäre aufsteigen und in ca. 20 Kilometern Höhe Kalziumkarbonat ausbringen, welches bis zu 2 Jahre (!) in der Stratosphäre verbleibt und dort Sonnenlicht zurück ins All reflektiert um die Erde abzudunkeln und somit vor dem «Klimawandel» zu bewahren.[123] Selbst der Harvard-Wissenschaftler, welcher für diesen Feldversuch verantwortlich ist, Prof. Dr. Frank Keutsch, äussert Bedenken: «*Als ich anfing, darüber nachzudenken, war es ein großer, persönlicher Kampf. Möchte ich diese Forschung wirklich durchführen? Ich bin mir des moralischen Risikos, das es darstellt, voll bewusst.*». Weiter fragt er sich, wie Abkühlung aussehen würde: Würde sie den Planeten gleichmäßig abkühlen? Würde sie Niederschlag, Pflanzenwachstum, Wetter, die Art und Weise, wie das Klimasystem jetzt funktioniert, beeinflussen? Was passiert, wenn die Partikel zurück auf die Erde fallen? Beeinflussen sie die Wolkenbildung, die menschliche Gesundheit, die terrestrischen Ökosysteme? Angesichts der drohenden Klimakatastrophe habe er jedoch eine moralische Verpflichtung für den Versuch, herauszufinden, was man darüber wissen könne.[124]

---

[122] Harvard-Wissenschaftler wollen Sonne verdunkeln um Erde abzukühlen, Tech & Nature, Jasmin Spreer, veröffentlicht am 18. Januar 2021, abrufbar unter: https://www.techandnature.com/harvard-wissenschaftler-wollen-sonne-verdunkeln-um-erde-abzukuhlen/.

[123] Forscher testen Verdunkelung der Sonne, NTV, Kai Stopel, veröffentlicht am 12. Januar 2019, abrufbar unter: https://www.n-tv.de/wissen/Forscher-testen-Verdunkelung-der-Sonne-article20807902.html.

[124] Controlling the Global Thermostat, Harvard Magazine, Jonathan Shaw, veröffentlicht im Dezember 2020, abrufbar unter: https://www.harvardmagazine.com/2020/11/features-controlling-global-thermostat.

Hört sich dies alles äusserst vertrauenserweckend an?

Superreiche und mächtige Menschen wie Bill Gates – so manch einer würde ein solches Verhalten wohl auch als psychopathisch beschreiben – wollen auf dem Weg zur letzten Befriedigung «gottähnlich» werden und auch «standesgemäss» auf Erden wirken. Anders können meines Erachtens solch transformative Anmassungen wie sie Gates im grossen Stil durchführt, nicht erklärt werden.

Wer nun also immer noch denkt, dass auch die vorgenannten 5G-Investments als rein wirtschaftliches Engagement von Gates, ohne jeglichen ideologischen Hintergrund zu verstehen sind, der sollte auch das nächste prominente Projekt der *Bill & Melinda Gates Foundation* näher vorgestellt bekommen.

Ein zentraler Baustein der Digitalisierungs- und somit auch 5G-Fanatiker ist die «bargeldlose Gesellschaft».[125] Eine Gesellschaft, in der jede wirtschaftliche Transaktion nachvollziehbar und der Mensch vor der Regierung schliesslich vollständig gläsern wird. In Schweden, wo die Bestrebungen zu einem bargeldlosen Volk schon am meisten vorangeschritten sind, erhalten bspw. nur noch 16 Prozent aller Kinder ihr Taschengeld in bar und rund 85 Prozent aller Zahlungen im Alltag werden digital abgewickelt.[126]

---

[125] Die Digitalisierung der Gelder, Forbes, Robert Bueninck, veröffentlicht am 24. Juni 2020, abrufbar unter: https://www.forbes.at/artikel/die-digitalisierung-des-geldes.html.

[126] Bargeld ist in Schweden fast verschwunden - der Notenbank wird es unheimlich, Focus.de, Christoph Sackmann, veröffentlicht am 17. September 2020, abrufbar unter: https://www.focus.de/finanzen/boerse/kryptowaehrungen/notvorrat-gefordert-bargeld-ist-in-schweden-fast-verschwunden-die-notenbank-schlaegt-alarm_id_12427896.html.

Was passiert, wenn der Mensch durch staatliche Massnahmen kein Bargeld mehr nutzen kann, sieht man schon heute in verschiedenen Gesellschaften. Die Abschaffung des Bargelds ist der Traum von diktatorisch veranlagten Menschen. In Australien erhalten schon heute diverse Sozialhilfeempfänger einen grossen Teil (80%) ihrer Beiträge digital auf einer «*Cashless Debitcard*». Online kann nur bei Händlern, welche zuvor von der Regierung genehmigt wurden, eingekauft werden und der Kauf von Alkohol oder bestimmten Geschenkgutschein ist verboten. Entweichen kann man dieser totalen Bevormundung nur, wenn man den gesamten Zahlungsverlauf seiner «Kreditkarte» mit der Regierung teilt und ihr beweist, dass man ein «aufrechter» Bürger ist, der es verdient hat, aus dieser Total-Überwachung entlassen zu werden.[127] Dies ist nur ein Beispiel für die Freiheitseinschränkungen, welche ein Bargeldverbot oder eine schleichende Abschaffung des Bargeldes mit sich bringen.

Nutzen Sie also, wo immer möglich, ihr Bargeld! Kaufen Sie dort, wo Bargeld dankend angenommen wird.

Die weltweite Abschaffung des Bargeldes hat sich die von verschiedenen Regierungen (u.a. Deutsche Bundesregierung(!)), internationalen und privaten Organisationen gegründete und finanzierte «*Better than Cash Alliance*» auf die Fahne geschrieben. Unter dem «hehren» Ziel der «finanziellen Inklusion» soll eine weltweite Transition von Bargeld zu digitalen Zahlungen stattfinden.[128] Es wäre ja

---

[127] Bargeldlose Gesellschaft: Australien führt Sozialhilfeempfänger am digitalen Gängelband, cashkurs.com, Norbert Häring, veröffentlicht am 27. September 2019, abrufbar unter: https://www.cashkurs.com/beitrag/Post/bargeldlose-gesellschaft-australien-fuehrt-sozialhilfeempfaenger-am-digitalen-gaengelband/.

[128] Better Than Cash Alliance, About, abrufbar unter: https://www.betterthancash.org/about.

gelacht, wenn nicht auch bei dieser grossen Transformation die *Bill & Melinda Gates Foundation* als eine der grössten Geldgeberinnen mit von der Partie wäre.[129] Es ist völlig evident, dass dabei die grossflächige Abdeckung mit 5G von den Befürwortern wie Gates als absolute Grundbedingung für ein effektives und schnelles digitales Abwickeln von Bezahlvorgängen gesehen wird[130] und daher *conditio sine qua non* für den Weg in die bargeldlose Gesellschaft ist. Ohne schnellere und weltumgreifende Mobilfunkabdeckung keine lückenlose bargeldlose Gesellschaft. Dies weiss natürlich auch Bill Gates.

Zu guter Letzt – auch wenn nicht direkt mit der 5G-Thematik verbunden und zur Entlastung all jener Menschen, welche von verschiedenen Medien hinsichtlich dieser Thematik als lächerliche «Verschwörungstheoretiker» durch den Dreck gezogen wurden – sei noch die Finanzierung[131] durch die *Bill & Melinda Gates Foundation* eines Projekts[132] der amerikanischen Elite-Uni MIT (Massachusetts Institute of Technology) genannt. Im Rahmen dieses Projektes sollen mithilfe von Impfungen kleine, für das Auge unsichtbare «Nanopartikel» in den menschlichen Körper eingelei-

---

[129] Better Than Cash Alliance, Resource Partners, abrufbar unter: https://www.betterthancash.org/about/resource-partners.

[130] Five Ways 5G Might Change How You Bank, forbes.com, Bob Legters, veröffentlicht am 15. Mai 2019, abrufbar unter: https://www.forbes.com/sites/boblegters/2019/05/15/five-ways-5g-might-change-how-you-bank/.

[131] Biocompatible near-infrared quantum dots delivered to the skin by microneedle patches record vaccination, SCIENCE TRANSLATIONAL MEDICINE | RESEARCH ARTICLE, veröffentlicht am 18. Dezember 2019, abrufbar unter: https://stm.sciencemag.org/content/scitransmed/11/523/eaay7162.full.pdf, S. 15.

[132] Biocompatible near-infrared quantum dots delivered to the skin by microneedle patches record vaccination, Kevin J. McHugh et al., Science Translational Medicine 18. Dezember 2019, abrufbar unter: https://stm.sciencemag.org/content/11/523/eaay7162 sowie https://stm.sciencemag.org/content/scitransmed/11/523/eaay7162.full.pdf.

tet werden, die dort medizinische Informationen (v.a. das Datum der Impfstoffverabreichung und die Chargennummer der Impfstoffcharge) für immer sicher verwahren. Erste Projekte an Ratten und menschlichen Leichen wurden erfolgreich durchgeführt. Testungen an Patienten sollen folgen.[133] Sollte sich nun also ein nächstes Mal jemand über Sie lächerlich machen, zeigen Sie ihm das vorgenannte, im anerkannten Wissenschaftsmagazin *Science Translational Medicine* erschienene Paper[134] sowie den entsprechenden Kommentar der renommierten MIT-Universität.

Ihrem Gegenüber sollte nun das Lachen vergehen. Wenn nicht, sagt dies wohl mehr über Ihr Gegenüber aus, als über Sie.

[133] Storing medical information below the skin's surface, MIT NEWS, Anne Trafton, veröffentlicht am 18. Dezember 2019, abrufbar unter: https://news.mit.edu/2019/storing-vaccine-history-skin-1218.
[134] Biocompatible near-infrared quantum dots delivered to the skin by microneedle patches record vaccination, SCIENCE TRANSLATIONAL MEDICINE | RESEARCH ARTICLE, veröffentlicht am 18. Dezember 2019, abrufbar unter: https://stm.sciencemag.org/content/scitransmed/11/523/eaay7162.full.pdf.

.

5G – Mittel zur Gedankenkontrolle?

Man glaubt Dinge,
weil man darauf konditioniert wurde,
sie zu glauben.

Aldous Huxley

Als aufgewachter Leser sind Sie sicherlich auch schon mit Seiten in Berührung gekommen, welche Sie auf eine mögliche Verbindung von 5G und Gedankenkontrolle («*Mind-Control*») hingewiesen haben. Diese Idee mag zuerst abwegig klingen. Doch wo Rauch ist, ist bekanntlich meistens Feuer. Daher sei es mir eine «Freude», Sie auch auf diesen Pfad zu leiten. Ich möchte Ihnen dabei demonstrieren, wie auch in diesem Bereich die Flammen längst lodern.

«*Stromspulen im Helm sollen Soldaten aufputschen*» titelte *Der Spiegel* im Juni 2014.[135] US-Soldaten sollen zukünftig

---

[135] Stromspulen im Helm sollen Soldaten aufputschen, spiegel.de, Wiebke Rögener, veröffentlicht am 12. Juni 2014, abrufbar unter: https://www.spiegel.de/wissenschaft/medizin/neuroenhancement-fuers-militaer-strom-stimulation-fuer-soldaten-a-969207.html.

mittels der «Transcraniellen Magnetstimulation (TMS)» und «der Transcraniellen Gleichstromstimulation (tDCS)» zu besseren und leistungsfähigeren Soldaten werden. Durch gezielte Stimulation einzelner Hirnregionen mittels am Kopf angebrachter Elektroden konnte u.a. die Aufmerksamkeit von Soldaten der US-Airforce verbessert werden. Bei anderen US-Soldaten wurde mittels Gleichstromstimulation unter anderem die Risikobereitschaft erhöht oder sie wurden zu besseren (!) Lügnern.[136] Doch damit nicht genug. *«Gedankenkontrolle: US-Armee plant Spezialhelme. Ultraschall-Stimulation des Gehirns soll Soldaten effizienter machen.»*[137] William Tyler, Neurowissenschaftler an der *Arizona State University* meint dazu: *«Jeder Aspekt der menschlichen Empfindung, Wahrnehmung, Emotion und des Verhaltens wird von Gehirnaktivität gesteuert. Die Gehirnfunktion steuern zu können ist eine mächtige Technologie.»*.[138] Durch Ultraschall-Signalgeber in den Helmen der Militärs können gewisse subkortiale Regionen des Gehirns beeinflusst werden um bspw. die Angst in Kampfsituationen zu hemmen.[139]

Neueste Projekte der *DARPA* (*Defense Advanced Research Projects Agency*), dem Forschungsarm des Pentagons ge-

---

[136] Stromspulen im Helm sollen Soldaten aufputschen, spiegel.de, Wiebke Rögener, veröffentlicht am 12. Juni 2014, abrufbar unter: https://www.spiegel.de/wissenschaft/medizin/neuroenhancement-fuers-militaer-strom-stimulation-fuer-soldaten-a-969207.html.

[137] Gedankenkontrolle: US-Armee plant Spezialhelme, Der Standard, veröffentlicht am 11. September 2010, abrufbar unter: https://www.derstandard.at/story/1282979475354/gedankenkontrolle-us-armee-plant-spezialhelme.

[138] Gedankenkontrolle: US-Armee plant Spezialhelme, Der Standard, veröffentlicht am 11. September 2010, abrufbar unter: https://www.derstandard.at/story/1282979475354/gedankenkontrolle-us-armee-plant-spezialhelme.

[139] Gedankenkontrolle: US-Armee plant Spezialhelme, Der Standard, veröffentlicht am 11. September 2010, abrufbar unter: https://www.derstandard.at/story/1282979475354/gedankenkontrolle-us-armee-plant-spezialhelme.

hen noch weiter. Bei der sog. MOANA-Technologie (The Magnetic, Optical and Acoustic Neural Access) werden die Soldaten einer Gentherapie unterzogen, bei welcher gewisse Neuronen des menschlichen Gehirns so manipuliert werden, dass sie Licht absorbieren, wenn sie aktiv sind. Dies ermöglicht dem Helm mittels infrarotem Licht zu erkennen, welche Gehirnregion gerade aktiv ist und diese Information entsprechend zu verwerten. Natürlich muss dies auch in die andere Richtung funktionieren. Mittels einer weiteren Gentherapie werden die Neuronen im menschlichen Gehirn so verändert, dass sie durch gewisse magnetische Strahlung entsprechend auch direkt stimuliert bzw. manipuliert werden können.[140]

Doch man muss nicht unbedingt zum US-Militär gehen, um zu erfahren, wie das menschliche Gehirn beeinflusst werden kann.

Es ist allgemein bekannt, dass heute durch die Schulmedizin mehr denn je psychische Leiden mit Elektroschock-Therapien wie der sog. «Elektrokonvulsionstherapie» behandelt werden.[141] Dabei werden den Patienten Stromstösse direkt ins Gehirn geleitet, wo sie in gewissen Regionen angeblich «heilende» Krämpfe auslösen sollen.[142] Mit dieser, von der Schulmedizin weiterhin angewandten,

---

[140] Vgl. zum Ganzen US Military funds mind-reading helmet that may let soldiers telepathically control robots or drones and could even give the gift of sight to the blind, dailymail.co.uk, Ian Randall, veröffentlicht am 6. Juni 2019, abrufbar unter: https://www.dailymail.co.uk/sciencetech/article-7111199/US-Military-funds-mind-reading-helmet-let-soldiers-TELEPATHICALLY-control-robots-drones.html.

[141] Siehe für die Schweiz bspw. Strom gegen Depression, Schweizer Fernsehen, Franco Bassani, veröffentlicht am 19. September 2016, abrufbar unter: https://www.srf.ch/sendungen/puls/strom-gegen-depression.

[142] Stromstösse ins Gehirn erleben in der Psychiatrie neuen Aufwind, mediinside.ch, Esther Diener, veröffentlicht am 15. Mai 2019, abrufbar unter: https://www.medinside.ch/de/post/stromstoesse-ins-gehirn-erleben-in-der-psychiatrie-neuen-aufwind.

brachialen Einflussnahme auf das menschliche Gehirn hat die subtilere Einflussnahme über bestimmte Frequenzen nur noch wenig gemein.

Dazu muss man wissen, dass die Gehirnzellen über Gehirnwellen («Hirnströme») miteinander kommunizieren und Informationen weitergeben. Diese Hirnwellen können über das sog. Elektroenzephalogramm (EEG) gemessen werden. Dabei messen Elektroden die elektrische Aktivität der Neuronen unter der Schädeldecke.[143] Diese Informationen können schon heute durch entsprechende Apparaturen abgefangen werden. So kann bspw. die Treffsicherheit von Computern beim Erraten von Passwörtern (6-Stellig) von 1 zu 10'000 auf 1 zu 20 gesenkt werden.[144] Wenn Sie sich auch hier einmal mehr trauen sollten, zumindest mit einem Auge nach China zu schielen, so sei Ihnen gesagt, dass dort bereits die ersten Schulkinder mit «Gehirnwellen-Trackern» bestückt werden. Die Lehrer sehen dank diesen immer schön und zeitnah, ob die kleinen Kinderlein denn auch schön konzentriert bei der Sache sind; auch dann, wenn etwa die Vorzüge der Kommunistischen Partei durch den Lehrer behandelt werden.[145] Den ganz Mutigen unter Ihnen sei auch das dazugehörige Video[146] des US-Amerikanischen Mainstream-Mediums *Wallstreet Journal* empfohlen.

---

[143] Der Ursprung von Hirnwellen, orf.at, veröffentlicht am 25. Juli 2013, abrufbar unter: https://sciencev2.orf.at/stories/1721892/index.html.

[144] Passwörter knacken mit Hirnwellen, heise.de, Tom Simonite, veröffentlicht am 9. Mai 2015, abrufbar unter: https://www.heise.de/hintergrund/Passwoerter-knacken-mit-Hirnwellen-3706017.html.

[145] Chinesische Lehrer überwachen Gehirnwellen ihrer Schüler, golem.de, Oliver Nickel, veröffentlicht am 8. Oktober 2019, abrufbar unter: https://www.golem.de/news/datenschutz-chinesische-lehrer-ueberwachen-gehirnwellen-ihrer-schueler-1910-144304.html.

[146] How China Is Using Artificial Intelligence in Classrooms | WSJ, Wallstreet Journal, veröffentlicht am 1. Oktober 2019, abrufbar unter: https://www.youtube.com/watch?v=JMLsHI8aV0g.

Vergessen Sie vor lauter chinesischer Gegenwartsmusik auch nicht das «*Neuralink*»-Projekt von Elon Musk, der schon bald die ersten Mini-Computer in das menschliche Gehirn einpflanzen will, womit Menschen auch über ihre Gedanken kommunizieren sollen.[147]

Dies sind nur wenige Beispiele, die zeigen, dass schon heute Informationen aus Gehirnwellen herausgelesen, und von Maschinen ausgewertet werden können.

Doch funktioniert dies auch in die andere Richtung?

Eine ziemlich neue Studie des Schweizerischen Tropen- und Public-Health-Instituts (*Swiss TPH*) hat im Jahre 2018 festgestellt, dass Schüler zwischen 12 und 17 Jahren, die durch häufige Handynutzung verstärkt hochfrequenten elektromagnetischen Feldern (HF-EMF) ausgesetzt waren, signifikante Einbussen bei ihrer Gedächtnisleistung im Vergleich zu jenen Schülern aufzeigten, welche das Handy wenig benutzten.[148] Diese Ergebnisse überraschen umso mehr, wenn man bedenkt, dass gerade dieses Institut, welches durch die *Universität Basel* gegründet wurde, massive finanzielle Unterstützung durch die *Bill & Melinda-Gates-Stiftung* erfährt. So überwiesen die Gates seit dem Jahr 2010 über 38 Millionen Schweizer Franken an das *Swiss TPH*.[149] Natürlich

---

[147] Gehirn mit dem Smartphone koppeln: Tesla-Chef Elon Musk zeigt kuriosen Prototypen, chip.de, veröffentlicht am 31. August 2020, abrufbar unter: https://www.chip.de/news/Gehirn-mit-dem-Smartphone-koppeln-Tesla-Chef-Elon-Musk-zeigt-kuriosen-Prototypen_182945395.html.

[148] Handys machen Jugendliche vergesslich, tagblatt.ch, Bruno Knellwolf, veröffentlicht am: 19 Juli 2018, abrufbar unter: https://www.tagblatt.ch/leben/handys-machen-vergesslich-ld.1039106.

[149] Swissmedic erhält Millionen von Bill Gates, 20 Minuten, Barbara Scherrer, Fabian Pöschl, veröffentlicht am 25. September 2020, abrufbar unter: https://www.20min.ch/story/swissmedic-erhaelt-millionen-von-bill-gates-280633837943.

fliesst dieses gespendete Geld wohl nicht in solch mobilfunkkritische Forschung, sondern landet bei der weltweiten Impfstoffagenda der *Bill & Melinda Gates Foundation.* So unterstützte die *Bill & Melinda-Gates-Stiftung* etwa ein auf Mobiltelefonen basierendes Projekt des *Swiss TPH*, welches Mütter in Ghana (Afrika) belohnen sollte, die ihre Kinder früh registrieren und mit den nötigen Impfungen versehen.[150] Doch zurück zur ursprünglichen Frage.

Gemäss einer US-Studie, durchgeführt durch das Nationale Gesundheitsinstitut (*National Institutes of Health, NIH*) beeinflusst Handystrahlung den Glukose-Stoffwechsel in gewissen Hirnregionen.[151] Eine weitere Studie von Forschern der *Universität Zürich* hat schon im Jahre 2002 ergeben, dass durch Mobilfunkstrahlung sowohl die im Wach- als auch im Schlafzustand durch das EEG messbaren Hirnwellen verändert werden können, was «*(...) eine neue, nicht-invasive Methode zur Modifizierung der Gehirnfunktion für experimentelle, diagnostische und therapeutische Zwecke bieten könnte.*».[152]

Die renommierte Wissenschaftszeitschrift «*Scientific American*» titelte schon im Jahre 2008: «*Mind Control by Cell*

[150] Swiss Tropical & Public Health Institute, Bill & Melinda Gates foundation, April 2018, «*Purpose: to improve the registration of births and the timeliness of childhood vaccinations in Ghana by developing a mobile phone-based system that rewards registration and early vaccination, and sends informative text reminders to mothers*», abrufbar unter: https://www.gatesfoundation.org/How-We-Work/Quick-Links/Grants-Database/Grants/2018/04/OPP1190674.
[151] Schädigen Mobiltelefone doch das menschliche Hirn?, Ärztezeitung, veröffentlicht am 23. Februar 2011, https://www.aerztezeitung.de/Medizin/Schaedigen-Mobiltelefone-doch-das-menschliche-Hirn-257232.html.
[152] Electromagnetic fields, such as those from mobile phones, alter regional cerebral blood flow and sleep and waking EEG, R. Huber et al., Universität Zürich, 11. Dezember 2002, abrufbar unter: https://onlinelibrary.wiley.com/doi/full/10.1046/j.1365-2869.2002.00314.x.

Phone»(!).[153] Forscher des *Loughborough University Sleep Research Centre* in England machten erstaunliche Beobachtungen. Professor James A. Horne und seine Kollegen kontrollierten in ihrem Schlafforschungslabor ein Nokia 6310e Mobiltelefon – also ein beliebtes und einfaches Telefon zu jener Zeit –, welches an den Kopf von 10 gesunden, aber unter Schlafmangel leidenden Männern angeschlossen war. (Der Schlaf der Probanden war in der Nacht zuvor auf sechs Stunden beschränkt worden.) Die Forscher überwachten dann die Hirnwellen der Männer per EEG, während das Telefon per Ferncomputer ein- und ausgeschaltet wurde, und schalteten ausserdem in verschiedenen Nächten für 30-Minuten-Intervalle zwischen den Betriebsmodi „Standby", „Hören" und „Sprechen" um. Das Experiment zeigte, dass nach dem Umschalten des Telefons in den „Sprech"-Modus ein anderes Hirnwellenmuster, die so genannten Deltawellen (im Bereich von ein bis vier Hertz), fast eine Stunde lang gedämpft blieb, auch nachdem das Telefon abgeschaltet worden war. Diese Hirnwellen sind der zuverlässigste und empfindlichste Marker des zweiten Schlafstadiums. Etwa 50 Prozent des Gesamtschlafs besteht aus diesem Stadium. Auch blieben die Testpersonen doppelt so lange wach, nachdem das Telefon, welches im Sprechmodus sendet, abgeschaltet wurde. Obwohl die Testpersonen in der Nacht zuvor unter Schlafentzug gelitten hatten, konnten sie fast eine Stunde lang nicht einschlafen, nachdem das Telefon ohne ihr Wissen in Betrieb war![154]

---

[153] Mind Control by Cell Phone. Scientific American, R. Douglas Fields, veröffentlicht am 8. Mai 2008, abrufbar unter: https://www.scientificamerican.com/article/mind-control-by-cell/.

[154] Mind Control by Cell Phone. Scientific American, R. Douglas Fields, veröffentlicht am 8. Mai 2008, abrufbar unter: https://www.scientificamerican.com/article/mind-control-by-cell/; siehe für die Studie: Mobile phone ‹talk-mode› signal delays EEG-determined sleep onset, James A. Horne et al., veröffentlicht am 21. Juni 2007: abrufbar unter: https://pubmed.ncbi.nlm.nih.gov/17548154/.

Es erstaunt natürlich nicht, dass die militärische Forschung in diesem Bereich wahrscheinlich schon viel weiter ist, dies jedoch kaum kommuniziert werden dürfte, da sich ansonsten wohl manch ein Bürger fragen würde, ob er schon heute aktiv manipuliert wird. Der russische Präsident Wladimir Putin hat in einer Grundsatzrede bspw. schon im Jahre 2012 festgehalten, dass Russland verschiedene physikalische Prinzipien nutzen werde, um strahl-, geophysikalische-, wellen-, genetische-, psychophysikalische- und andere Waffentypen zu schaffen.[155]

Die Studien, welche zeigen, dass durch Handystrahlung die Gehirnaktivität aktiv beeinflusst wird und somit auch durch Dritte beeinflusst werden könnte, sind also schon lange vorhanden. Wie so oft bei diesen Thematiken finden Sie in der breiten Öffentlichkeit jedoch kaum Beachtung. Sie werden gar, trotz überdeutlicher Präsentation, schlicht und ergreifend durch die Regierungen, Grosskonzerne und eine Mehrheit der Konsumenten ignoriert.

Am 8. Mai 2020 veröffentlicht sogar das *RTL*-Magazin «*Explosiv*» einen rund fünfminütigen Beitrag, bei welchem Forscher der Universität Mainz unter Aufsicht von Prof. Dr. Wolfgang Schöllhorn mit einfachsten Testmethoden die massive Belastung für das menschliche Gehirn durch WLAN-, Mobilfunk- und Bluetooth-Strahlung im Auto aufzeigen. Dabei wird von den Forschern festgehalten, dass im Gehirn Frequenzen messbar werden, die normalerweise nur unter grossem Stress entstehen. Eine Forscherin hält fest, dass im schlimmsten Fall durch die geschaffenen Frequenzen burnoutähnliche Zustände ausgelöst werden. *RTL* rät daher bis

---

[155] Being strong: National security guarantees for Russia, RT, Vladimir Putin, veröffentlicht am 19. Februar 2012, abrufbar unter: https://www.rt.com/russia/official-word/strong-putin-military-russia-711/.

auf weiteres, WLAN beim Autofahren auszustellen.[156] Auch wenn ich eine solche Aussage sonst wohl nie treffen würde: Hören Sie in diesem Fall ausnahmsweise (!) auf den Ratschlag von *RTL*. Beschränken Sie Ihre Achtsamkeit jedoch nicht nur hierauf.

Wussten Sie, dass auch die *Deutsche Telekom* in der Bedienungsanleitung für Ihren WLAN-Router *SPEEDPORT W 724V* ausdrücklich vor der Strahlung, welche durch ihren eigenen Router ausgeht, warnt? «*Die integrierten Antennen Ihres Speedport senden und empfangen Funksignale bspw. für die Bereitstellung Ihres WLAN. Vermeiden Sie das Aufstellen Ihres Speedport in unmittelbarer Nähe zu Schlaf-, Kinder- und Aufenthaltsräumen, um die Belastung durch elektromagnetische Felder so gering wie möglich zu halten.*»[157]

Es ist also nicht nur durch universitäre Studien mannigfach belegt, dass Mobilfunkstrahlung oder Strahlung, welche üblicherweise von modernen Mobiltelefonen oder WLAN-Routern ausgeht, die menschlichen Gehirnwellen äusserst negativ beeinflussen können. Vielmehr haben wir gesehen, dass sogar durch die Hersteller selbst, in den Sicherheitshinweisen, vor der von den Geräten ausgehenden elektromagnetischen Strahlung gewarnt wird.

Prof. David Carpenter, Direktor des Instituts für Gesundheit und Umwelt an der Universität in Albany (USA) warnt: «*Es gibt natürliche elektromagnetische Felder, das Leben*

---

[156] Sorgen Strahlungen im Auto für Kopfschmerzen?, rtl.de, veröffentlicht am 8. Mai 2020, abrufbar unter: https://www.rtl.de/cms/kopfschmerzen-im-auto-wo-kommt-das-her-4131633.html.

[157] Telekom, Bedienungsanleitung, SPEEDPORT W 724V, Sicherheitshinweise, abrufbar unter: https://www.telekom.de/hilfe/downloads/bedienungsanleitung-speedport-w724v.pdf, S. 16.

hat sich in ihrer Gegenwart entwickelt. Aber in den letzten Dekaden hat die elektromagnetische Strahlung, die auf uns Menschen trifft, enorm zugenommen. Früher waren die menschlichen Quellen elektromagnetischer Wellen Radio und Fernsehen. Heute haben wir überall WLAN; wir entwickeln selbstfahrende Autos, die elektromagnetische Felder nutzen, um zu navigieren; jeder hat ein Mobiltelefon. Und 5G wird die Menge an Strahlung noch erhöhen.»[158]

Nimmt nun durch die Ausbreitung von 5G die elektromagnetische Belastung für den Menschen zu, muss davon ausgegangen werden, dass auch die negativen Einflüsse auf das menschliche Gehirn weiter steigen. Wird also von einer Art der bewussten Beeinflussung der menschlichen Gedankenwelt (*Mind-Control*) gesprochen, ist diese Behauptung nicht von der Hand zu weisen. Denn wenn die Strahlenbelastung durch die Einführung einer neuen Mobilfunktechnologie weiter erhöht wird, obwohl die negative Beeinflussung der menschlichen Gehirnaktivität offensichtlich durch zahlreiche Studien belegt ist, und diese Umstände sowohl den Herstellern als auch den Regierungen bekannt sind, muss diesen diesbezüglich mindestens eine grobe Fahrlässigkeit unterstellt werden.

Die bewusste Implementierung spezifischer Gedanken in das menschliche Gehirn mittels elektromagnetischer Strahlung wie bspw. 5G ist damit natürlich nicht bewiesen, die bewusste Förderung einer Umgebung, welche die Gehirnwellen wohl äusserst negativ beeinflusst, hingegen schon.

---

[158] Der zweifelhafte Umgang mit der Strahlungsgefahr, Deutschland Funk Kultur, Philip Banse, veröffentlicht am 18. April 2019, abrufbar unter: https://www.deutschlandfunkkultur.de/gesundheitsrisiko-5g-der-zweifelhafte-umgang-mit-der.976.de.html?dram:article_id=446671.

Mobilfunk –
Die Tierwelt leidet mit

Wenn die Biene einmal von der Erde verschwindet,
hat der Mensch nur noch vier Jahre zu leben.
Keine Bienen mehr, keine Bestäubung mehr,
keine Pflanzen mehr, keine Tiere mehr,
kein Mensch mehr.

Albert Einstein

Die «Corona-Plandemie» war in vollem Gange und der 5G-Ausbau wurde trotz des Lockdowns munter, wenn nicht gar völlig entfesselt, fortgesetzt.[159] Gleichzeitig häuften sich auch im Internet die Meldungen, dass europaweit Vögel verschiedener Arten tot vom Himmel fielen. So litten im gesamten deutschen Bundesgebiet in den Monaten März und April 2020 etwa 8000 Blaumeisen an schwersten Krankheitssymptomen oder starben gar plötzlich. *«Von der Krankheit betroffene*

---

[159] Siehe bspw. für den Landkreis Dachau in Deutschland: Digitalisierung auf dem Vormarsch, Süddeutsche Zeitung, Christiane Bracht, veröffentlicht am 26. August 2020, abrufbar unter: https://www.sueddeutsche.de/muenchen/dachau/dachau-5g-mobilfunk-1.5011039.

Blaumeisen fallen dadurch auf, dass sie nicht mehr auf ihre Umwelt reagieren, apathisch und aufgeplustert auf dem Boden sitzen und nicht mehr vor Menschen fliehen. Oft wirken die Vögel, als hätten sie Atemprobleme. Augen, Schnabel und Teile des Federkleids sind häufig verklebt.»[160] Natürlich sah man sich in der Mainstream-Presse sofort bemüht Gerüchte, welche den Ausbau des 5G-Netzes hierfür verantwortlich machten, zu zerstreuen. Gar froh war man dann wohl um die «Entdeckung», dass ein spezielles Bakterium für das Massensterben verantwortlich gewesen sein soll.[161]

Der Tenor unserer Tages-Journaille ist klar. Wer ein Massensterben bei Tieren in eine Verbindung mit Mobilfunk bringt, ist ein «lächerlicher Verschwörungstheoretiker» und gehört laut *Der Standard* gar in die «Aluhut-Ecke».[162] Solche Diffamierungen der Mainstream-Presse mögen kaum mehr zu erstaunen. Hinterfrage nichts, oder wir nennen dich «Covidiot», «Nazi» oder «Verschwörungsideologe». Meistens stammen diese Diffamierungen gegen das eigene Volk («Covidioten»)[163] gar von steuerfinanzierten Politikern, wie etwa von der Bundestagsabgeordneten Saskia Esken (SPD).[164] Dies ist der traurige Lauf unserer Zeit. Steuern und GEZ bezahlen, um sich beleidigen zu lassen.

[160] Mysteriöses Meisensterben: Bundesweit 8000 Fälle gemeldet, Nordbayern, Martin Regner, veröffentlicht am 15. April 2020.
[161] Blaumeisen-Sterben: Bakterium löst Lungenkrankheit aus, MDR, Antje Übel, veröffentlicht am 5. Mai 2020, abrufbar unter: https://www.mdr.de/wissen/blaumeisen-sterben-infektion-todesursache-entdeckt100.html.
[162] Gefährliche Strahlen und tote Vögel: Viel Panikmache rund um 5G, veröffentlicht am 25. März 2019, abrufbar unter: https://www.derstandard.at/story/2000100051336/angst-vor-strahlen-und-tote-voegel-5g-weckt-alte-aengste.
[163] Twitter, Saskia Esken, SPD, veröffentlicht am 1. August 2020, abrufbar unter: https://twitter.com/EskenSaskia/status/1289518034621612032?s=20.
[164] #COVIDIOT aus dem aktiven Wortschatz streichen, Bayrischer Rundfunk, Katja Engelhardt, veröffentlicht am 5. Mai 2020, abrufbar unter: https://www.br.de/kultur/covidiot-corona-sprache-100.html.

Ich weiss nicht wie es Ihnen geht, aber da wirken mir na-
turnahe Menschen wie der 81-jährige Schweizer und Imker,
Kurt Härry, sympathischer. Dieser berichtete im Mai 2017
der *Berner Zeitung* Eindrückliches. Innert drei Monaten
verlor er elf Jungvölker seiner Bienen. Als Grund hierfür
vermutet er die Verstärkung der Mobilfunkantenne rund
150 Meter von seiner Imkerei entfernt. Ein Bienenvolk sei
perfekt durchorganisiert und geprägt von kollektiver Intelligenz. Das fein ausgeklügelte System innerhalb eines
Bienenvolkes könne durch elektromagnetische Strahlung
durcheinandergebracht werden. Dieser Dauerstress durch
die Strahlung schwäche die Bienen enorm. Das Forschungs-
institut «*Agroscope*», welches dem *Schweizerischen Bundesamt für Landwirtschaft* angegliedert ist, bestätigte auf
Nachfrage zwar, dass gerade eine Schweizer Studie gezeigt
habe, dass Bienen die Magnetfelder ausgehend von Handys wahrnehmen würden, aber dennoch sei diese Strahlung
nicht für das Bienensterben verantwortlich. Die Imker, wie
eben auch Kurt Härry, sollten doch endlich mal begreifen,
dass für 90% der toten Bienen die «Varroamilbe» verantwortlich sei, auch wenn sie nicht an diese glaubten. Und es
wird noch besser: Eigene Strahlenmessungen und Studien
habe man zwar nie gemacht. Rund 20 Meter vom Bienenfor-
schungszentrum entfernt habe es aber auch eine Handyantenne. *«Unsere Bienen haben nie negativ darauf reagiert.»*.
[165] Höchst «wissenschaftlich» wird da gearbeitet bei unseren
Ämtern... Vielleicht müsste man dem *Agroscope* auch einmal die Untersuchungen von Prof. Dr. Jochen Kuhn von der
Universität Koblenz / Landau übermitteln. Prof. Dr. Kuhn

---

[165] Bienensterben: Imker gibt Handystrahlen die Schuld, Berner Zeitung, Ursu-
la Grütter, Christoph Albrecht, veröffentlicht am 2. Mai 2017, abrufbar unter:
https://www.bernerzeitung.ch/region/bern/bienensterben-imker-gibt-handy-
strahlen-die-schuld/story/27841933.

und sein Team hatten in den Jahren 2005 und 2006 zwei Pilotstudien veröffentlicht, bei welchen u.a. klar nachgewiesen werden konnte, dass Bienen, die permanent der Strahlung einer handelsüblichen DECT-Telefonstation ausgesetzt wurden, signifikant kleinere Bienenwaben produzierten.[166] Auch das Mainstream-Blatt, *Der Spiegel*, nahm Bezug auf die Studien von Prof. Dr. Kuhn und hielt fest: «*In Landau erforschen der Physiker Jochen Kuhn und seine Kollegen schon seit längerem den Einfluss hochfrequenter Strahlung auf Bienen. In zwei Pilotstudien - zuletzt vergangenes Jahr - haben die Forscher untersucht, ob hochfrequente Felder Bienen überhaupt beeinflussen können. Bisheriges Ergebnis: Bienen, die starker Strahlung ausgesetzt waren, fanden schlechter zu ihrem Bienenstock zurück als jene ohne Belastung.*».[167] Nichts anderes hatte auch der Imker Kurt Härry hinsichtlich der Auswirkungen des Mobilfunkmastes auf seine Bienen behauptet.

Inzwischen kann auch das «GEZahl-Fernsehen», sowie der *Mitteldeutsche Rundfunk* (*MDR*) nicht mehr verheimlichen, dass elektromagnetische Strahlung für das fortschreitende weltweite Insektensterben mitverantwortlich ist. Unter Bezugnahme auf eine Meta-Studie[168] des deutschen Naturschutzbundes titelt der *MDR*: «*Mobilfunkstrahlung könn-*

[166] Siehe: Can Electromagnetic Exposure Cause a Change in Behaviour? Studying Possible Non-Thermal Influences on Honey Bees – An Approach within the Framework of Educational Informatics, Jochen Kuhn et al., veröffentlicht im Jahre 2006 im ACTA SYSTEMICA – IIAS International Journal, Vol. VI, No. 1, 1-6., heute abrufbar unter: http://www.next-up.org/pdf/ICRW_Kuhn_Landau_study.pdf, S. 4.

[167] Werden Bienen tot telefoniert?, Der Spiegel, Holger Dambeck, veröffentlicht am 16. April 2007, abrufbar unter: https://www.spiegel.de/wissenschaft/natur/mysterioeses-massensterben-werden-bienen-tot-telefoniert-a-477445.html.

[168] Biologische Wirkungen elektromagnetischer Felder auf Insekten, Alain Thill, in: umwelt • medizin • gesellschaft, Sonderbeilage in Ausgabe 3-2020 / ISSN 1437-2606 / 33. Jahrgang, S. 1 ff.

te ein Grund für Insektensterben sein».[169] Die Meta-Studie durchgeführt durch den Biologen Alain Thill, Forscher an der *Universität Freiburg*, fand heraus, dass 72 der 83 analysierten Studien negative Auswirkungen von Elektromagnetischer Strahlung (EMF) auf Insekten beschrieben. Unter anderem verwiesen die untersuchten Studien auf: Einschränkungen des Orientierungssinns, reduzierte Fortpflanzungsfähigkeit und Fruchtbarkeit, Lethargie, Veränderungen der Flugdynamik, Misserfolg in der Nahrungssuche, reduzierte Reaktionsgeschwindigkeiten, Fluchtverhalten, Störung der circadianen Rhythmik, Blockierung der Atmungskette, Schädigung der Mitochondrien, Fehlaktivierungen im Immunsystem sowie eine erhöhte Anzahl von DNA-Strangbrüchen.[170] Der österreichische Umweltmediziner OA Assoc. Prof. Priv.-Doz. Dipl.-Ing. Dr. med. Hans-Peter Hutter von der *Medizin-Universität Wien* beschreibt die vorgenannte Studie gegenüber dem *ORF* als «*(...) eine gute und mühevoll zusammengestellte Übersichtsarbeit*» und fordert, vor allem vor der Einführung von 5G, eine Technikfolgenabschätzung und andererseits eine Prüfung der Auswirkungen auf Wohlbefinden und Gesundheit der Menschen.[171] Die Studie beschreibt als einen der schädigenden Gründe der elektromagnetischen Strahlung u.a., dass EMF den Stoffwechsel beeinträchtigen, indem sie auf spannungsgesteuerte Calciumkanäle wirken, z.B. in der neuronalen Erregungsübertragung und im Muskelgewebe, was zu einer Überaktivierung der Signaltransduktion und Atmungs-

---

[169] Mobilfunkstrahlung könnte ein Grund für Insektensterben sein, MDR, veröffentlicht am 17. September 2020, abrufbar unter: https://www.mdr.de/nachrichten/panorama/nabu-handystrahlung-insektensterben-studie-100.html.

[170] Biologische Wirkungen elektromagnetischer Felder auf Insekten, Alain Thill, in: umwelt • medizin • gesellschaft, Sonderbeilage in Ausgabe 3-2020 / ISSN 1437-2606 / 33. Jahrgang, S. 1.

[171] „Plausible Studie": Handystrahlung und Insektensterben, orf.at, Lukas Wieselberg, veröffentlicht am 21. September 2020, abrufbar unter: https://science.orf.at/stories/3201814/.

kette mit Produktion von freien Sauerstoffradikalen und in der Folge zu oxidativem Zellstress führen kann.[172]

Da «lupfts» einem doch glatt den Aluhut! Nur nicht, wenn Sie beim Mainstream-Blatt, *Der Tagespiegel*, arbeiten. Dort sah man sich nach Veröffentlichung dieser Studie sofort bemüssigt, kritische Gegenstimmen aufzutreiben. So fand man bspw. Francisco Sánchez-Bayo von der *Universität Sydney*, der «höchst wissenschaftlich» feststellte, dass der Rückgang vieler Insekten seit den 1980ern beobachtet werde und es damals ja noch keine Mobilfunknetze gab. Die energiearme Strahlung von Mobiltelefonen könne gar keine DNA-Schäden verursachen, denn «*Sonst wären wir alle schon tot.*».[173]

Bravo! Was für eine «gelungene Argumentation»! Alles ganz harmlos! Sie wären ansonsten ja schon lange tot!

Wie Sie auch in einem anderen Kapitel gesehen haben, ist der Privatsender *RTL*, hin und wieder auch zu etwas zu gebrauchen. Die Wahrheit wird den Menschen tröpfchenweise gar auf dem Silbertablett serviert. So empfehle ich Ihnen an dieser Stelle den warnenden Kurz-Bericht[174] des belgischen

---

[172] Biologische Wirkungen elektromagnetischer Felder auf Insekten, Alain Thill, in: umwelt • medizin • gesellschaft, Sonderbeilage in Ausgabe 3-2020 / ISSN 1437-2606 / 33. Jahrgang, S. 1.

[173] Forscher und Naturschützer uneins über Einfluss von Handystrahlung auf Insekten, Der Tagesspiegel, Patrick Eickemeier, veröffentlicht am 22. September 2020, abrufbar unter: https://www.tagesspiegel.de/wissen/das-handy-als-insektenfalle-forscher-und-naturschuetzer-uneins-ueber-einfluss-von-handystrahlung-auf-insekten/26209156.html.

[174] Siehe für die Primärquelle: Une étude de l'ULB démontre les effets nocifs des ondes GSM sur les fourmis et les protozoaires, RTL Info, veröffentlicht am 11. Juli 2012, abrufbar unter: https://www.rtl.be/info/magazine/science-nature/une-etude-de-l-ulb-demontre-les-effets-nocifs-des-ondes-gsm-sur-les-fourmis-et-les-protozoaires-300889.aspx; das Video ist dort leider nicht mehr verlinkt jedoch hier auf YouTube abrufbar: https://www.youtube.com/watch?v=RohAB-SIniZU&feature=emb_title.

RTL TV 1, welcher auf die nachfolgende Studie verweist und die verantwortlichen Forscher interviewt. Die belgische Biologin, Dr. Marie-Claire Cammaerts, hatte zusammen mit Assoc. Prof. Olle Johansson von der *Karolinksa Universität* in Stockholm anhand einer visuell gut dokumentierbaren Studie[175] aufgezeigt, welch horrende Auswirkungen Mobilfunk- und WLAN-Strahlung u.a. auf den Orientierungssinn und die Gesundheit von Ameisen hat. So halten die Forscher fest, wie völlig gesunde Ameisen nachdem in ihre Nähe ein eingeschaltetes Mobilfunktelefon gelegt wurde, sofort zusammen mit ihrer Brut, den Eiern und Larven die Flucht ergriffen und so weit als möglich von der Strahlungsquelle flohen.

Neben vielen weiteren interessanten Beobachtungen will ich Ihnen noch diesen herrlichen Auszug aus der Studie mitgeben: «*Ein sehr elegantes Merkmal der Verwendung von Ameisen als Versuchstiere ist schließlich – wie bei anderen Tierarten, Pflanzen und Bakterien –, dass sie sich nicht für psychologische Erklärungsmodelle eignen, wie etwa massenmediengetriebene Psychosen (Studie von: Witthöft und Rubin, 2013). Wenn sie auf künstliche elektromagnetische Felder reagieren, dann nicht, weil sie Radiosendungen gehört, die Fernsehnachrichten gesehen oder Kolumnen in Boulevardzeitungen gelesen haben. Nein, dann reagieren sie auf die tatsächliche negative Umwelteinwirkung.*».[176]

---

[175] Ants can be used as bio-indicators to reveal biological effects of electromagnetic waves from some wireless apparatus, Marie-Claire Cammaerts et al., veröffentlicht am 16. Juni 2013, abrufbar unter: https://www.tandfonline.com/doi/abs/10.3109/15368378.2013.817336?journalCode=iebm20.

[176] Marie-Claire Cammaerts & Olle Johansson (2014), Ants can be used as bio-indicators to reveal biological effects of electromagnetic waves from some wireless apparatus, Electromagnetic Biology and Medicine, 33:4, 282-288, DOI: 10.3109/15368378.2013.817336, S. 287, Discussion.

Auch bei Haussperlingen[177] kann ein solches Fluchtverhalten vor Mobilfunkstrahlung beobachtet werden. In Belgien hatten Dr. Dirk Bauwens und sein Team in einer Studie[178] herausgefunden, dass trotz Brutzeit deutlich weniger männliche Haussperlinge an Orten mit relativ hohen elektrischen Feldstärkewerten von GSM-Mobilfunkbasisstationen (900- und 1800-MHz-Downlink-Frequenzband) verweilten. Dies stützte die Annahme, dass eine langfristige Exposition gegenüber höheren Strahlungsniveaus die Häufigkeit oder das Verhalten von Haussperlingen in der freien Natur negativ beeinflusst.

Höchstwahrscheinlich spürten die männlichen Haussperlinge, dass es für die zukünftige Brut wohl besser ist, nicht in der Nähe einer Mobilfunkantenne ausgetragen zu werden...

Ähnlich unvoreingenommen wie die Ameisen und Haussperlinge dürften Kühe sein. Dennoch leiden auch sie, wenn sie elektromagnetischer Strahlung (EMF) ausgesetzt werden. Im Mai 2015 titelt die umsatzstärkste Zeitung der Schweiz *20 Minuten*: «*Handystrahlung verändert Organismus von Kühen*».[179] Der Bericht nimmt Bezug auf die Studie[180] des Veterinärmediziners, Prof. Dr. med. vet. Michael Hässig, von der *Universität Zürich*. Prof. Hässig und seine

---

[177] Gemeinhin auch als «Spatz» bekannt.

[178] A Possible Effect of Electromagnetic Radiation from Mobile Phone Base Stations on the Number of Breeding House Sparrows (Passer domesticus), Dirk Bauwens et al., veröffentlicht am 7. Juli 2009. abrufbar unter: https://www.tandfonline.com/doi/full/10.1080/15368370701205693.

[179] Handystrahlung verändert Organismus von Kühen, 20 Minuten, veröffentlicht am 10. Mai 2015, abrufbar unter: https://www.20min.ch/story/handystrahlung-veraendert-organismus-von-kuehen-517152181681.

[180] Influence of non ionizing radiation of base stations on the activity of redox proteins in bovines, Michael Hässig et al., veröffentlicht am 19. Juni 2014, abrufbar unter: https://bmcvetres.biomedcentral.com/articles/10.1186/1746-6148-10-136.

Kollegen setzten 10 Kühe jener elektromagnetischen Strahlung aus, wie sie bei Handymasten üblich ist. Dabei zeigte sich bei mehreren Blutuntersuchungen, dass sich die Aktivität der Enzyme, die den pH-Wert regeln, um 10 Prozent des Normalbereichs verändert hat. Dieser pH-Wert im Normalbereich ist für die Stoffwechselvorgänge wichtig. Weiter hält Prof. Hässig fest: «*Wenn nahe beim Stall einer trächtigen Kuh eine Handyantenne steht, ist das Risiko signifikant erhöht, dass das Kalb an grauem Star erkrankt*».[181] Hierbei nimmt Prof. Hässig Bezug auf die Untersuchungen im berühmten «*Fall Sturzenegger*», wo infolge Installation einer Mobilfunkantenne nahe einem Schweizerischen Bauernhof 30% der Kälber blind zur Welt kamen. Dieses Phänomen hörte erst wieder auf, als die Mobilfunkantenne abgestellt wurde.[182] Von 253 untersuchten Tieren seien 79 an leichtem grauen Star erkrankt, 9 Kälber hatten schweren grauen Star. Prof. Dr. Hässig hält darüber hinaus fest, dass diese Strahlung auch den Menschen gefährde, man jedoch beachten müsse, dass dieser der Strahlung besser ausweichen könne als Nutztiere.[183]

Inwiefern diese Fluchtmöglichkeiten bspw. auf Menschen zutreffen, welche in einer Stadtwohnung leben, wo sie meistens von mehreren Handymasten umzingelt sind, sei einmal dahin gestellt...

---

[181] Handystrahlung verändert Organismus von Kühen, 20 Minuten, veröffentlicht am 10. Mai 2015, abrufbar unter: https://www.20min.ch/story/handystrahlung-veraendert-organismus-von-kuehen-517152181681.

[182] Siehe: Interview mit Michael Hässig, Professor an der Vetsuisse-Fakultät, YouTube, Verein Schutz vor Strahlung, veröffentlicht am 5. Mai 2019, abrufbar unter: https://www.youtube.com/watch?v=DoCTBOAgUe0&feature=emb_title.

[183] Handystrahlung verändert Organismus von Kühen, 20 Minuten, veröffentlicht am 10. Mai 2015, abrufbar unter: https://www.20min.ch/story/handystrahlung-veraendert-organismus-von-kuehen-517152181681.

Die Nationalrätin der *Grünen*, Yvonne Gilli, Mitglied des Vereins *Ärztinnen und Ärzte für Umweltschutz*, streicht hinsichtlich dieser Resultate heraus, dass die untersuchten Kühe wohl kaum unter einem «Placebo-Effekt» leiden würden.[184] Oder wollen unsere Mainstream-Freunde nun auch den Kühen sowie ehrenvollen Wissenschaftlern, wie Prof. Dr. Hässig von der *Universität Zürich*, einen Aluhut aufsetzen?

Und falls es Ihnen unter dem Aluhut noch nicht genug dampft – ich hoffe, dass Sie meinen Sarkasmus inzwischen richtig zu deuten wissen –, noch ein Leckerli zum Schluss, welches zeigt, wie Mobilfunkstrahlung die Tierwelt beeinträchtigt.

Schweine zählen zu den intelligentesten und sensibelsten Tieren.[185] Daher erstaunt es kaum, dass auch diese Lebewesen durch Mobilfunkstrahlung massiv beeinträchtigt werden können. Eine Dokumentation[186] von Prof. Dr. Klaus Buchner, Dr. med. Horst Eger und dem Landwirt Josef Hopper belegt Verstörendes. Ende April 2009 wurde im niederbayerischen Landkreis Passau in ca. 300 Meter Entfernung zu einem Schweinezuchtbetrieb eine Mobilfunkbasisstation in Betrieb genommen. Die dadurch entstandene Hochfrequenzbelastung stieg von 1 Mikrowatt pro Quadratmeter (μW/m^2) auf bis zu 1.200 μW/m^2 und betrug damit maximal 1,6% (!) des deutschen Grenzwerts.

[184] Handystrahlung verändert Blutwerte bei Kühen, Schweiz am Wochenende, Fabienne Riklin, veröffentlicht am 9. Mai 2015, abrufbar unter: https://www.schweizamwochenende.ch/nachrichten/handystrahlung-veraendert-blutwerte-bei-kuehen-131061787.

[185] Das Schwein weiß um sein Ich, Die Zeit, Claudia Füssler, veröffentlicht am 5. Juni 2012, abrufbar unter: https://www.zeit.de/wissen/umwelt/2012-05/unterschaetztes-tier-schwein.

[186] Reduzierte Fruchtbarkeit und vermehrte Missbildungen unter Mobilfunkstrahlung, Dokumentation aus einem landwirtschaftlichen Nutzbetrieb, Klaus Buchner et al., veröffentlicht in umwelt·medizin·gesellschaft | 27 | 3/2014, abrufbar unter: https://www.mobilfunk-oberfranken.de/download/buchner-eger-hopper-2014-umg.pdf.

Prof. Dr. Buchner und seine Kollegen halten fest: «*Zur Untersuchung der Fruchtbarkeit wurden die betriebswirtschaftlich erhobenen Daten in zwei Zeiträumen miteinander verglichen: sieben Jahre vor und drei Jahre nach Senderinstallation.*

Nach Sendebeginn nahm die Fruchtbarkeit der Sauen ab. Die langjährige durchschnittliche Ferkelzahl sank von 2.908 auf 2.576 Ferkel pro Jahr, obwohl die Zahl der Muttersauen im Mittel von 133 auf 140 erhöht wurde. Dabei verringerte sich sowohl die Anzahl der Würfe von 2,17 auf 2,09 Würfe pro Sau und Jahr, als auch die durchschnittliche Zahl der lebend geborenen Ferkel pro Wurf von 10,8 auf 9,8. In der Folge verminderte sich die Zahl der Ferkel pro Sau und Jahr von 23,5 auf 20,6 im Vergleich der Perioden vor und nach Sendebeginn.»[187] Diese Unterschiede bezeichnen Prof. Dr. Buchner und seine Kollegen als höchst signifikant. Ebenfalls zeigte sich, dass nur wenige Monate nachdem die Mobilfunkstation zu senden begann, es zu einer erheblichen Zunahme von neugeborenen Ferkeln kam, welche als Zwitter oder Missgeburten zur Welt kamen.[188] Ebenfalls wurden im Verhältnis zu den Geburten vor der Installation des Mobilfunkmasts plötzlich viel mehr weibliche Ferkel geboren![189] Unterstellt man der

[187] Reduzierte Fruchtbarkeit und vermehrte Missbildungen unter Mobilfunkstrahlung, Dokumentation aus einem landwirtschaftlichen Nutzbetrieb, Klaus Buchner et al., veröffentlicht in umwelt·medizin·gesellschaft | 27 | 3/2014, abrufbar unter: https://www.mobilfunk-oberfranken.de/download/buchner-eger-hopper-2014-umg.pdf, S. 182.

[188] Reduzierte Fruchtbarkeit und vermehrte Missbildungen unter Mobilfunkstrahlung, Dokumentation aus einem landwirtschaftlichen Nutzbetrieb, Klaus Buchner et al., veröffentlicht in umwelt·medizin·gesellschaft | 27 | 3/2014, abrufbar unter: https://www.mobilfunk-oberfranken.de/download/buchner-eger-hopper-2014-umg.pdf, S. 182.

[189] Reduzierte Fruchtbarkeit und vermehrte Missbildungen unter Mobilfunkstrahlung, Dokumentation aus einem landwirtschaftlichen Nutzbetrieb, Klaus Buchner et al., veröffentlicht in umwelt·medizin·gesellschaft | 27 | 3/2014, abrufbar unter: https://www.mobilfunk-oberfranken.de/download/buchner-eger-hopper-2014-umg.pdf, S. 187.

Mobilfunkindustrie, dass sie EMF auch zur gezielten Bevölkerungsreduktion[190] einsetzt oder diese zumindest billigend in Kauf nimmt, sind diese Ergebnisse zu den signifikant veränderten Geschlechtern bei den Ferkel-Geburten auch hinsichtlich der menschlichen Spezies von höchster Brisanz...

Es ist offensichtlich, dass die zusätzliche Strahlenbelastung und die vermehrte Einführung von Millimeterwellen durch 5G zu einer noch höheren und vermutlich viel gefährlicheren Belastung[191] für Mensch und Tier führt.

---

[190] Siehe bspw. Kapitel zur Schädigung der Spermienqualität durch Mobilfunk.
[191] Vgl. 5G als ernste globale Herausforderung, Prof. Dr. Martin L. Pall, Hrsg. Prof. Dr. rer. nat. Klaus Buchner, Bernd Irmfrid Budzinski, Dr. med. Horst Eger, Dr. med. Markus Kern, Dr. phil. Peter Ludwig, Prof. Dr. phil. Karl Richter, Dr. rer. nat. Ulrich Warnke, Wirkungen des Mobil- und Kommunikationsfunks, 12. Ausgabe, veröffentlicht am 1. März 2019, 1. Aufl., abrufbar unter: https://kompetenzinitiative.com/wp-content/uploads/2019/08/2019-03-25_RZ-pall-webvorlage.pdf.

5G und das «Corona-Virus»

Dummerweise kann man niemandem erklären,
was die Matrix ist.
Du musst sie selbst erleben.

Morpheus im Film «Matrix»

Am 3. Juni 2020 titelt die *ARD* «*5G unter Feuer*». «Verschwörungsmythen» würden dazu führen, dass auf der ganzen Welt Brandanschläge auf Mobilfunkmasten durchgeführt werden. Menschen würden glauben, dass 5G das Immunsystem schwäche oder gar direkt Covid-19 verursache. Doch dies sei ja absolut absurd, da im Iran schliesslich auch Covid-19 Fälle auftreten, obwohl dort noch kein 5G-Netz installiert sei.[192]

---

[192] 5G unter Feuer, tagesschau.de, Wulf Rohwedder, veröffentlicht am 3. Juni 2020. abrufbar unter: https://www.tagesschau.de/faktenfinder/5g-corona-mobilfunk-101.html.

Denken Sie manchmal nicht auch, wie schön einfach es sich die, durch Zwangsgebühren (*GEZ* in Deutschland, *Serafe* (ehemals *Billag*) in der Schweiz und *GIS* in Österreich) finanzierten, Sprachrohre der Regierung und Grosskonzerne doch machen dürfen? Auch der durch dieses krass mit der Meinungsfreiheit kollidierende Konstrukt wohl reich entlohnte *ZDF*-Hofnarr der «NWO-Propagandisten», Prof. Dr. Harald Lesch, macht sich in einem eigens hierfür gemachten Fernsehbeitrag[193] die Mühe, auf eine ganz «amüsante» Weise gegen diese «abstruse» Theorie zu hetzen. Falls Sie über starke Nerven verfügen, sehen Sie sich dieses nichtssagende Schauspiel des Herrn Prof. Dr. Lesch gerne einmal an. Ich hoffe Sie rasten dabei nicht so aus, wie der gute Prof. Dr. Lesch, welcher wie aus dem nichts ausgeflippt ist, als er bei einem Vortrag vor Gymnasiasten plötzlich Probleme mit seinem Computer bekundete. «*Wenn jemand diesen Computer gehackt hat, wird es bitter werden. Das wird erhebliche Konsequenzen haben. Ich bin Mitglied der Sicherheitskonferenz und werde herausfinden, wer das war.*».[194]

Etwas vom Schönsten, was mir der «Erwachungsprozess» gebracht hat, ist die Freiheit alles hinterfragen zu dürfen, und selbst nachzubohren, auch wenn mich Regierungen, Universitäten, Tagespresse und «Experten» Tag ein Tag aus von einem unangreifbaren «Faktum» überzeugen wollen. Und zwar solange bis ich eine für mich stimmige Antwort

---

[193] 5G und Corona – haben wir etwas übersehen?, ZDF, Terra X, Prof. Dr. Harald Lesch, https://www.zdf.de/dokumentation/terra-x/lesch-und-co-5g-und-corona-102.html.

[194] ZDF-Physiker Harald Lesch tickt vor Schülern völlig aus – und droht ihnen, merkur.de, von Alexandra Korimorth, veröffentlicht am 25. Dezember 2018, abrufbar unter: https://www.merkur.de/lokales/region-tegernsee/harald-lesch-zdf-rastet-vor-schuelern-am-tegernsee-bayern-voellig-aus-und-droht-ihnen-zr-10909199.html.

gefunden habe. Nur zu oft habe ich seither die Erfahrung gemacht, dass die wirklich erstaunlichen «Wahrheiten» dort verborgen liegen, wo einem vom System weis gemacht wird, dass es am lächerlichsten sei, wenn man genau dort nachforsche. Denn wie Thomas Jefferson, der 3. Präsident der USA, treffend festhielt: «*Nur die Lüge braucht die Stütze der Staatsgewalt. Die Wahrheit steht von alleine aufrecht.*». Manchmal braucht es bloss einen gewissen eigenen Aufwand um sie aufrecht stehend, zwischen all den Lügengebilden, zu entdecken.

Stellen wir uns also die Frage, ob 5G das Immunsystem so schwächen kann, dass dieses empfänglicher für Krankheiten wird, welche durch «Viren» ausgelöst werden.

Wie Sie schon in vorherigen Kapiteln gesehen haben, haben Mobilfunkstrahlung allgemein, und im speziellen auch die schon in Betrieb befindlichen 5G-Frequenzen einen massiven Einfluss auf den menschlichen Körper.

Doch welche Effekte hat Mobilfunkstrahlung auf das Immunsystem? Hierzu greife ich gerne auf die sehr verständlichen Erklärungen einer Koryphäe in diesem Bereich zurück. Prof. Dr. Dr. habil. Klaus Buchner arbeitete für das *Max-Planck-Institut für Physik und Astrophysik* in München, das *CERN* in Genf und war bis zu seiner Pensionierung Dozent und Professor an der mathematischen Fakultät der *TU München*.[195] Diesem aufrichtigen Mann dürfte also auch von Mainstream-Gläubigen kaum unterstellt werden, dass er von naturwissenschaftlichen Dingen nichts verstehen würde. Auf seiner Homepage www.*klaus-buchner.eu* schreibt er:

---

[195] Vita, Prof. Dr. Klaus Buchner, abrufbar unter: https://klaus-buchner.eu/vita/.

«Es liegt nahe, dass die Verbreitung von Viren durch Funkstrahlung gefördert wird. Mobilfunkstrahlung, insbesondere 5G ist ein Brandbeschleuniger der Pandemie.. Denn schon vor der Corona-Krise wurde die Wirkung von Funkstrahlung auf das Immunsystem untersucht. Die Ergebnisse schienen zunächst widersprüchlich zu sein. Man fand aber bald heraus, dass sich die Widersprüche leicht erklären ließen: Kurzzeitige Bestrahlung stimuliert die Immunabwehr, längere hemmt sie dagegen.

Ein weiterer Effekt ist hier wichtig: Funk öffnet die Kalzium-Kanäle und erzeugt oxidativen Stress. Es liegt nahe, dass dadurch die Replikation der Viren begünstigt wird. Denn auch Viren, insbesondere ein naher Verwandter des aktuellen Corona-Virus, öffnen die Kalzium-Kanäle, um ihre Replikation zu ermöglichen. Dadurch ergibt sich sogar eine Therapiemöglichkeit durch Medikamente, die diese Kalzium-Kanäle blockieren. Auch bei Lungenentzündungen wurden klinische Studien durchgeführt, die mit dieser Methode im frühen Stadium Heilerfolge nachweisen. Bisher fehlt zwar noch ein Experiment, das die beschleunigte Vermehrung von Viren durch Funkstrahlung direkt nachweist. Man muss aber nur die wissenschaftlichen Ergebnisse wie in einem Puzzle zusammensetzen, um zu diesem Schluss zu kommen.».[196]

Prof. Dr. Buchner bezieht sich bei seinen Erklärungen auf verschiedene Studien, welche u.a. bei Tierversuchen eindrücklich aufgezeigt haben, wie Mobilfunkstrahlung das Immunsystem negativ beeinflusst.

---

[196] 5G schwächt das Immunsystem in Zeiten der Corona-Krise, Prof. Dr. Klaus Buchner, veröffentlicht am 24. März 2020, abrufbar unter: https://klaus-buchner. eu/5g-schwaecht-das-immunsystem-in-zeiten-der-corona-krise/.

So bspw. die Studie[197] des ägyptischen Professors Ola Ahmed El-Gohary, der Ratten für unterschiedlich lange Zeit elektromagnetischen Feldern (EMF) eines Mobiltelefons aussetzte und beobachtete, dass jene Ratten, welche mit Vitamin D supplementiert wurden, nicht annähernd ähnlich negative Immunreaktionen zeigten wie die Ratten ohne Vitamin-D Zugabe. Unter vielen weiteren Studien verweist Prof. Dr. Büchner auch auf die Studie[198] des assozierten Professors, Olle Johannson, der an der renommierten schwedischen *Karolinska Universität* doziert. Assoc. Prof. Olle Johansson hatte schon im Jahre 2009 verschiedene Studien anerkannter Universitäten ausgewertet und gezeigt, dass elektromagnetische Felder die Immunfunktion durch die Stimulierung verschiedener allergischer und entzündlicher Reaktionen stören und auf Gewebereparaturprozesse einwirken. Solche Störungen erhöhen laut assoc. Prof Olle Johansson das Risiko für verschiedene Krankheiten, einschließlich Krebs(!).[199] Prof. Dr. Henry Lai von der *University of Washington* entdeckte darüber hinaus schon im Jahre 1995, dass bei Ratten eine geringe EMF-Mikrowellen-Bestrahlung im Frequenzbereich von 2.45 GHz sofort zu Brüchen in den DNA-Strängen des Gehirns führt.[200]

---

[197] Effect of electromagnetic waves from mobile phone on immune status of male rats: possible protective role of vitamin D, Ola Ahmed El-Gohary et al., veröffentlicht am 5. September 2016, abrufbar unter: https://cdnsciencepub.com/doi/10.1139/cjpp-2016-0218.

[198] Disturbance of the immune system by electromagnetic fields—A potentially underlying cause for cellular damage and tissue repair reduction which could lead to disease and impairment, Olle Johansson, veröffentlicht am 3. August 2009, abrufbar unter: https://www.sciencedirect.com/science/article/abs/pii/S0928468009000352?via%3Dihub.

[199] Ebd.

[200] Acute low-intensity microwave exposure increases DNA single-strand breaks in rat brain cells, H. Lai et al., veröffentlicht im Jahre 1995, abrufbar unter: https://pubmed.ncbi.nlm.nih.gov/7677797/.

Mainstream-Medien und sog. «Faktenchecker» wie *Correctiv*, welche übrigens u.a. auch von Vater Staat (bspw. durch die Staatskanzlei des Landes NRW), durch die Stiftung des *Ebay*-Gründers Pierre Omidyar oder auch durch die *Open Society-Foundation* von George Soros (!) kräftig mit finanziellen Zuschüssen unterstützt werden[201], behaupten also, dass Mobilfunk und 5G nichts mit dem Corona-Virus zu tun hätten. Diesen kann entgegengehalten werden, dass Wissenschaftler renommierter Institute sehr wohl einen Zusammenhang zwischen EMF-Mobilfunkstrahlung und schädlichen Immunreaktionen nachgewiesen haben. Anerkannte Wissenschaftler wie Prof. Dr. Klaus Büchner nennen 5G innerhalb dieses Kontextes einen «*Brandbeschleuniger der Pandemie*».[202]

Wenn nun aber von Mainstream-Medien behauptet wird, dass «Verschwörungstheoretiker» behaupten würden, 5G würde das Corona-Virus hervorrufen, dann ist dies nicht mehr als ein lächerliches Strohmann-Argument.
Vielmehr wird durch die meisten 5G-Kritiker wie Prof. Dr. Büchner klipp und klar angeführt, dass 5G, wie auch andere Mobilfunkstrahlung, das Immunsystem schwächen und somit die Wahrscheinlichkeit für eine Erkrankung gesteigert wird. Die Verbindung mit einem Strohmann-Argument wie dem vorhergehend beschriebenen, macht aus einer seriösen Betrachtung bewusst, und höchstwahrscheinlich auch böswillig, direkt eine lächerliche Angelegenheit. Wenn die *ARD* am 7. Juni 2020 schreibt: «*Viele Verschwörungsgläubige in*

---

[201] Unsere Finanzen, Correctiv, 2020 und 2017, abrufbar unter: https://correctiv.org/ueber-uns/finanzen/.

[202] 5G schwächt das Immunsystem in Zeiten der Corona-Krise, Prof. Dr. Klaus Buchner, veröffentlicht am 24. März 2020, abrufbar unter: https://klaus-buchner.eu/5g-schwaecht-das-immunsystem-in-zeiten-der-corona-krise/.

Großbritannien machen den neuen Mobilnetz-Standard 5G für die Verbreitung des Coronavirus verantwortlich – auch wenn es keinerlei Belege für diese These gibt. Eine Reihe von Sendemasten wurden zerstört.»[203] , dann ist dies perfideste Ablenkung, Manipulation und Täuschung.

Selbstverständlich werden solche Beiträge durch Zwangsabgaben, welche Vater Staat gut und gerne aus Ihnen herauspresst, finanziert. Anders wäre eine solche Manipulation wohl auch kaum mehr zu bezahlen. Gleichzeitig erhalten Menschen, wie Prof. Dr. Klaus Büchner, die faktenbasiert über einen Zusammenhang von Mobilfunk und Viruserkrankungen referieren könnten, keinerlei Plattform. Doch denken Sie daran: *«Die Wahrheit ist eine unzerstörbare Pflanze. Man kann sie ruhig unter einen Felsen vergraben, sie stößt trotzdem durch, wenn es an der Zeit ist.».*[204]

---

[203] Großbritannien: Verschwörungsmythos - 5G-Netz Schuld am Coronavirus, ARD, Weltspiegel, veröffentlicht am 7. Juni 2020, abrufbar unter: https://www.daserste.de/information/politik-weltgeschehen/weltspiegel/videos/grossbritannien-video-100.html.

[204] Zitat von Frank Thiess, Deutscher Schriftsteller.

5G – Mikrowellenwaffen im Einsatz

*Der Krieg ist in wachsendem Umfang
kein Kampf mehr,
sondern ein Ausrotten durch Technik.*

Karl Jaspers

Es geht auf Weihnachten 2016 zu als die ersten Mitarbeiter der US-Botschaft in Havanna (Kuba) reihenweise umkippen. Zuerst ein plötzlich laut auftretendes Geräusch, welches nicht nachlässt, auch wenn man sich die Ohren zuhält. Danach folgt ein Gehörausfall und der komplette Sprachverlust. Insgesamt erleiden rund 21 Angestellte der US-Botschaft innerhalb weniger Wochen diese Symptome. Die untersuchenden Ärzte und Wissenschaftler schliessen alle möglichen anderen Ursachen aus und kommen überein, dass ein Angriff mit Mikrowellenwaffen – Mikrowellen decken den Frequenzbereich zwischen 0,3 und 300 Gigahertz ab – hinter den plötzlich auftretenden Gesundheitsstörungen stecken muss.[205] Natürlich wurde diese Theorie von diversen Exponenten als lächerlich abgetan und psychologischer Stress der Mitarbeitenden für die ungewöhnliche Kombination von Krankheitssymptomen verantwortlich gemacht.[206] Doch spätestens als ein Jahr später US-Diplomaten in China und *CIA*-Mitarbeiter in Moskau die gleichen, scheinbar unerklärlichen Symptome ereilten, war klar, dass reiner psychologischer Stress nicht die Ursache für die nun weltweit bei US-Regierungsmitarbeitern auftretenden Gesundheitseinschränkungen sein kann. Die mysteriöse Erkrankung erhielt die Bezeichnung «Havanna-Syndrom».[207] Mark Lenzi, ein Mitarbeiter des US-State Departements, der mit seiner Familie 2018 in Guangzhou (China) stationiert war, beschrieb der *New York Times* eindrücklich wie plötzlich in einer Nacht ein seltsames Geräusch aus der Wohnung über ihnen ertönte und er, seine Frau und seine Kinder Schwindel, Kopfschmerzen und Schlafprobleme entwickelten. Die Kinder wachten sogar mit blutenden Nasen auf. Lenzi, seine Familie und andere betroffene US-Mitarbeiter, wie bspw. Catherine Werner – diese lebte im Appartement neben Lenzi –, welche ähnliche Angriffe auf ihre Gesundheit erlitten, wurden sofort

---

[205] US-Diplomaten könnten mit Mikrowellenwaffen attackiert worden sein, spiegel. de, veröffentlicht am 3. September 2018, abrufbar unter: https://www.spiegel. de/wissenschaft/technik/kuba-us-diplomaten-koennten-mit-mikrowellen-waffen-attackiert-worden-sein-a-1226308.html.

[206] Scientists and doctors zap theory that microwave weapon injured Cuba diplomats, The Washington Post, Sarah Kaplan und Joel Achenbach, veröffentlicht am 6. September 2018, abrufbar unter: https://www.washingtonpost.com/national/health-science/scientists-and-doctors-zap-theory-that-microwave-weapon-injured-cuba-diplomats/2018/09/06/aa51dcd0-b142-11e8-9a6a-565d92a3585d_story.html.

[207] What's Behind the Mysterious Illness of U.S. Diplomats and Spies?, Amy Mackinnon und Robbie Gramer, veröffentlicht am 21. Oktober 2020, abrufbar unter: https://foreignpolicy.com/2020/10/21/whats-behind-mysterious-illness-us-diplomats-spies-cuba-china-russia-microwave-attack/.

aus China evakuiert.[208] Die nachhaltigen Gehirnschäden bei Lenzi und weiteren Betroffenen lassen sich durch eine Studie[209] der *Tokioter-Universität* aus dem Jahre 2015, welche Ratten erhöhter Mikrowellenstrahlung aussetzte, eindrücklich erklären.

Mikrowellenwaffen wurden schon während des Kalten Krieges durch die Sowjetunion eingesetzt um die US-Botschaft in Moskau zu bombardieren.[210] Der heimtückische Einsatz von Mikrowellenwaffen gegen Mitmenschen ist also nichts Neues. Dennoch weigert sich die US-Regierung einen zentralen Untersuchungsbericht zum «Havanna-Syndrom» und den weltweiten Vorfällen dem Kongress und der Öffentlichkeit trotz gewichtigem Nachdruck der Opfer herauszugeben. *Forbes*, also ein absolutes Mainstream-Blatt, vermutet im Oktober 2020, also wenige Tage vor der Präsidentenwahl, dass dies u.a. darum nicht geschehe, weil die US-Regierung dann zugeben müsste, dass Mikrowellen-Waffen existieren und eingesetzt werden.[211] Anfang Dezember 2020 hat zumindest das *US State Departement* einen Abschlussbericht zu den vorgenannten Ereignissen veröffentlicht, welcher den

---

[208] U.S. Diplomats and Spies Battle Trump Administration Over Suspected Attacks, The New York Times, Ana Swanson, Edward Wong und Julian E. Barnes, veröffentlicht am 19. Oktober 2020, abrufbar unter: https://www.nytimes.com/2020/10/19/us/politics/diplomat-attacks-havana-syndrome.html.

[209] Pathophysiology of microwave-induced traumatic brain injury, Yutaka Igarashi et al., veröffentlicht am 29. April 2015, abrufbar unter: https://www.ncbi.nlm.nih.gov/pmc/articles/PMC4487000/.

[210] Soviet Halts Microwaves Aimed at U.S. Embassy, The New York Times, Archiv, veröffentlicht am 30. Mai 1979, abrufbar unter: https://www.nytimes.com/1979/05/30/archives/soviet-halts-microwaves-aimed-at-us-embassy.html.

[211] The Microwave Weapons That Could Explain Why 'Havana Syndrome' Report Is Not Being Released, Forbes, David Hambling, veröffentlicht am 20. Oktober 2020, abrufbar unter: https://www.forbes.com/sites/davidhambling/2020/10/20/the-microwave-weapons-that-could-explain-why-havana-syndrome-report-is-not-being-released/.

Einsatz von Mikrowellenwaffen gegen die US-Behörden-mitarbeiter als sehr wahrscheinlich einstuft.[212]

Denn auch die US-Amerikaner selbst haben diverse Mikro-wellen-Waffensysteme wie *EPIC (Electromagnetic Person-nel Interdiction Control)* entwickelt, welche durch Wände hindurch das Gleichgewichts- und Orientierungssystem des Menschen ausser Kraft setzen können. Dabei werden win-zige Haare im vestibulären System mit einer Resonanzfre-quenz bombardiert, worauf die Vibration der Härchen den Schwindel und den Gleichgewichtsverlust in Gang setzt.[213] Sie sind herzlich dazu eingeladen sich das Patent[214] dieser «wunderbaren» Erfindung, inklusive eindrücklicher Skizzen gerne einmal selbst anzusehen.

Bei einem Interview[215] mit dem Fernsehsender *QS24.tv* er-läutert der Arzt, Dr. med. Dietrich Klinghardt, eindrücklich, wie gewisse Mobilfunk-Frequenzbereiche zur Gesundheits-schädigung der Bevölkerung durch westliche Geheimdienste (bspw. den britischen *MI6*) erforscht wurden. So ergaben die Forschungen, dass bspw. das 2.4 GHZ-Frequenzband, wel-

---

[212] Report Points to Microwave 'Attack' as Likely Source of Mystery Illnesses That Hit Diplomats and Spies, The New York Times, Ana Swanson and Edward Wong, veröffentlicht am 5. Dezember 2020, abrufbar unter: https://www.nyti-mes.com/2020/12/05/business/economy/havana-syndrome-microwave-attack.html.

[213] The Microwave Weapons That Could Explain Why 'Havana Syndrome' Report Is Not Being Released, Forbes, David Hambling, veröffentlicht am 20. Oktober 2020, abrufbar unter: https://www.forbes.com/sites/davidhambling/2020/10/20/the-microwave-weapons-that-could-explain-why-havana-syndrome-report-is-not-being-released/.

[214] United States Patent No. US7841989B2, Electromagnetic personnel interdiction control method and system, Karl F. Kiefer et al., abrufbar unter: https://patent-images.storage.googleapis.com/c9/ab/51/1e8065605e339d/US7841989.pdf.

[215] 5G und unser Immunsystem haben etwas gemeinsam | Dr. med. Dietrich Kling-hardt | QS24, abrufbar unter: https://qs24.tv/2020/05/28/5g-und-unser-immun-system-haben-etwas-gemeinsam-dr-med-dietrich-klinghardt-qs24/.

ches heute laut Dr. Klinghardt auch für die 3G-Mobilfunk-
frequenzen verwendet wird[216], am besten geeignet ist, um
die Bevölkerung «friedvoll», also anders ausgedrückt «apathisch», zu halten. Ebenfalls verweist Dr. Klinghardt auf die
Forschungen von Prof. Dr. Martin Pall, der nachgewiesen
hat, dass gewisse Mobilfunkfrequenzbänder die menschlichen Zellen durch Aktivierung der Kalzium-Kanäle und
zusammenhängender Freisetzung von *Peroxynitrit* schneller altern lassen respektive diese gar zerstören. Und solch
zellschädigende Prozesse – Sie ahnen es bereits – bilden gemäss Dr. Klinghardt die Grundlage für alle neurologischen
Erkrankungen wie Parkinson, Autismus oder Demenz. Dr.
Klinghardt führt weiter aus, dass die vorgenannten Frequenzen auch beim 5G-Netz eine entscheidende Rolle spielen, da
dieses Frequenzband auch bei den neuesten 5G-Antennen
mitimplementiert wird. Es ist kein Geheimnis, dass durch
die Einführung von 5G auch mehr Antennen benötigt werden, womit dieses zerstörerische Frequenzband noch grössere Annäherung an die Menschen erfährt. Zudem bestehen
gemäss Dr. Klinghardt auch im 26-60 GHz-Bereich, also in
jenem der teilweise bereits in den USA als 5G Frequenzband genutzt[217] wird und in Deutschland ab 1. Januar 2021 in
das Antragsverfahren für die Mobilfunkanbieter übergeht[218],
Bänder, welche analog zu jenen Frequenzen bestehen, die
auch im menschlichen Körper zur Zell-Kommunikation benötigt werden. Laut Dr. Klinghardt sind demnach auch Be-

---

[216] Für diese Aussage habe ich keine Belege gefunden. Jedoch verweise ich darauf,
dass dieses Frequenzband in den meisten WLANs, welche die Menschen direkt
in ihrem Wohnbereich aufgestellt haben, verwendet wird! Siehe hierzu: WLAN-
Frequenzen und WLAN-Kanäle, Elektronik Kompendium, https://www.elektro-
nik-kompendium.de/sites/net/1712061.htm.
[217] FCC, The FCC›s 5G FAST Plan, abrufbar unter: https://www.fcc.gov/5G.
[218] Bundesnetzagentur, Regionale und lokale Netze, abrufbar unter: https://www.
bundesnetzagentur.de/DE/Sachgebiete/Telekommunikation/Unternehmen_Ins-
titutionen/Frequenzen/OeffentlicheNetze/LokaleNetze/lokalenetze-node.html.

einflussungen dieser körperlichen Mechanismen durch 5G vorprogrammiert.

In unseren Breitengraden schon etwas bekannter sind jene Energiewaffen[219], welche gemeinhin als «*Active Denial System*» (ADS) beschrieben werden. Jene Millimeterwellenwaffen arbeiten mit Frequenzen von 95 GHz, die mit einer Antenne auf menschliche Ziele bis in 1000 Metern Entfernung gerichtet werden können und bei diesen die Wassermoleküle in der obersten Hautschicht auf rund 55 Grad erwärmen, was beim Getroffenen als sehr schmerzhafter Hitzestoss wahrgenommen wird, jedoch nicht tödlich wirken soll.[220] Rich Garcia, ein Mitarbeiter der US-Air Force, beschrieb den Schmerz so, dass es sich anfühle, als würde man verbrannt.[221] Auch hier empfehle ich Ihnen eine kurze Videodokumentation der *CNN*.[222] Die Gefängnisinsassen des *Pitchess Detention Centers* in Kalifornien mussten im Rahmen einer Testperiode erfahren, was es heisst, wenn die Staatsgewalt ihr Verhalten mit dem Einsatz des «*Active Denial Systems*» kontrolliert. Das Wellenwaffensystem wurde an der Decke des Schlafsaals angebracht, so dass Kämpfe

---

[219] Siehe Non-Lethal› Weapons, Neil Davison, Springer Verlag, 2009, S. 143 f.: Als Energiewaffen gelten gemäss Davison «Low-Energy Laser»-Waffen, «High-Energy Laser»-Waffen sowie Radio-, Millimeter-, und Mikrowellenwaffen.

[220] Active Denial System FAQs, Joint Intermediate Force Capabilities Office, U.S. Department of Defense Non-Lethal Weapons Program, abrufbar unter: https://jnlwp.defense.gov/About/Frequently-Asked-Questions/Active-Denial-System-FAQs/; US-Militär stellt Mikrowellen-Kanone vor, spiegel.de, veröffentlicht am 25. Januar 2007, abrufbar unter: https://www.spiegel.de/wissenschaft/mensch/strahlenwaffe-us-militaer-stellt-mikrowellen-kanone-vor-a-462187.html.

[221] Safety and ethics worries sidelined a 'heat ray' for years. The feds asked about using it on protesters., The Washington Post, Tim Elfrink, veröffentlicht am 17. September 2020, abrufbar unter: https://www.washingtonpost.com/nation/2020/09/17/heat-ray-protesters-trump-dc/.

[222] U.S. military has a heat ray, CNN, veröffentlicht am 4. September 2015; abrufbar unter: https://www.youtube.com/watch?v=cTQtujBq5fE.

zwischen den Gefangenen effektiv, und ohne dass ein Aufseher physisch eingreifen musste, aufgelöst werden konnten.[223] Man denke nur daran, was möglich wird, wenn solche Waffensysteme eines Tages grossflächig, sprich nicht nur in Gefängnissen getestet, vielleicht gar zur Alltagskontrolle der Bevölkerung, im öffentlichen Raum angebracht werden?

Wie Sie gesehen haben, sind Mikro- bzw. Millimeterwellenwaffen also ebenfalls kein Hirngespinst oder eine Erfindung von als Verschwörungstheoretikern diffamierten Menschen. Doch inwiefern steht 5G in einer Verbindung mit diesen Waffensystemen?

Ein Argument der 5G-Befürworter ist es, dass die bisher an die Mobilfunkkonzerne vergebenen Frequenzbänder schliesslich nicht annähernd jenen der vorgenannten Waffensysteme entsprechen würden. Vergleiche seien also lächerlich. *«Ihr glaubt nicht wie viel Quatsch über 5G verbreitet wird»* titelt bspw. das Magazin *Vice* im Februar 2019.[224]

Dazu muss folgendes festgehalten werden. Mikrowellen beanspruchen die Frequenzbänder zwischen 300 MHz und 300 GHz.[225] Millimeterwellen sind Teil der Mikrowellen und entsprechen dem Frequenzband zwischen 30 und 300 GHz.[226]

---

[223] L.A. Prison Using Experimental, Controversial 'Pain Ray' to Keep Inmates in Line, Popular Science, Clay Dillow, veröffentlicht am 24. August 2010, abrufbar unter: https://www.popsci.com/technology/article/2010-08/la-prison-gets-experimental-pain-ray-keep-prisoners-line/.

[224] Ihr glaubt nicht, wie viel Quatsch über 5G verbreitet wird, Vice, Theresa Locker, veröffentlicht am 7. Februar 2019, abrufbar unter: https://www.vice.com/de/article/d3m7ny/5g-mobilfunk-schnelles-internet-verschwoerungstheorien.

[225] Mikrowellen, chemie.de, abrufbar unter: https://www.chemie.de/lexikon/Mikrowellen.html.

[226] Was sind Millimeterwellen, shz.de, veröffentlicht am 8. August 2010, abrufbar unter: https://www.shz.de/incoming/was-sind-millimeterwellen-id531681.html.

Die Mikrowellen, welche Sie im Handel kaufen können – und mit welchen Sie hoffentlich nicht Ihre Nahrung bearbeiten –, operieren mit 2.45 GHz und sogar der Bayrische Rundfunk schreibt im Mai 2019: «*(...) Trotzdem sollte man nicht direkt vor der Scheibe kleben und dem Drehen des Tellers zuschauen, denn vor allem die Augen des Menschen sind besonders empfindlich, weil sie die entstehende Wärme schlecht ableiten können. Außerdem ist es möglich, dass ein defektes Gerät schädigende Mikrowellen ausstrahlen kann und Menschen verletzt. (...)*».[227]

Die im Februar 2019 in der Schweiz vergebenen Frequenzbänder decken tatsächlich erst den Bereich von 3.5 bis 3.8 GHz ab.[228] In Deutschland wurden im August 2019 verschiedene Frequenzen zwischen 2 GHz und 3.6 GHz versteigert.[229] Was jedoch nicht heisst, dass erstens diese Frequenzbänder harmlos sind und zweitens nicht noch höhere Frequenzbänder – ähnlich wie jene der vorgestellten Waffensysteme – in Zukunft für 5G genutzt werden. Das Schweizerische Bundesamt für Umwelt bestätigt selbst: «*Nein, heute werden Millimeterwellen nicht genutzt. Längerfristig soll 5G aber auch in einem höheren Frequenzbereich zur Anwendung kommen, man spricht hier auch von «Millimeterwellen».* Diese dringen aus physikalischem Grund weniger tief in den

---

[227] Tritt bei Mikrowellen gefährliche Strahlung aus?, Bayrischer Rundfunk, Alexander Dallmus, veröffentlicht am 14. Mai 2019, abrufbar unter: https://www.br.de/radio/bayern1/inhalt/experten-tipps/umweltkommissar/mikrowelle-wellen-kueche-schaedlich-umweltkommissar-100.html.

[228] Fragen und Antworten zu 5G, Bundesamt für Kommunikation (Bakom), abrufbar unter: https://www.bakom.admin.ch/bakom/de/home/telekommunikation/technologie/5g/5g-faq.html.

[229] Frequenzauktion 2019, Bundesnetzagentur, abrufbar unter: https://www.bundesnetzagentur.de/DE/Sachgebiete/Telekommunikation/Unternehmen_Institutionen/Breitband/MobilesBreitband/Frequenzauktion/2019/Auktion2019.html;jsessionid=3F029F92131F6F9CBD7D3BC75E15972C?nn=268128.

Körper ein. Bei der Einwirkung solcher Strahlung auf den Menschen bestehen aber aus wissenschaftlicher Sicht noch Unklarheiten und es besteht hier noch Forschungsbedarf. Ein Zeitplan, wann in der Schweiz Millimeterwellen zur Anwendung gelangen könnten, liegt noch nicht vor.»[230] Es ist jedoch völlig klar, dass die bisher vergebenen «Sub-6GHz»-Frequenzen erst die «Einführung» sind und die wesentlichen und gewünschten Vorteile von 5G ab 6 GHz eintreffen werden.[231] Das deutsche Bundesministerium für Umwelt, Naturschutz und nukleare Sicherheit schreibt: *«(...) Darüber hinaus ist die Nutzung von Bändern im höheren Frequenzbereich („Millimeterwellen") geplant und international und europäisch koordiniert. In Deutschland erfolgt die Frequenzvergabe im Bereich von 24,25 bis 27,5 Gigahertz, ebenfalls im Antragsverfahren. Dieser Bereich ist für Kleinzellennetze oder für die Anbindungen von Basisstationen mit Richtfunkstrecken, also stark gerichteten Funkverbindungen zwischen zwei Stationen, vorgesehen. Mit einer breiten Nutzung im öffentlichen Mobilfunk ist erst in einigen Jahren zu rechnen.»*[232] Sie sehen wohin uns die Reise bringen wird...

In den USA nutzt der Mobilfunkkonzern *Verizon* schon das 28 und 39 GHz Frequenzband.[233] Auch die 47 GHz-Bänder werden in den USA schon bald versteigert.[234] Die dort zuständige

---

[230] Frage 13, Werden Millimeterwellen auch in der Schweiz gebraucht?, abrufbar unter: https://www.bafu.admin.ch/bafu/de/home/themen/elektrosmog/dossiers/bericht-arbeitsgruppe-mobilfunk-und-strahlung.html#228868462.

[231] Vgl. 5G: Aktuelle News zum Mobilfunk Standard der 5. Generation, FTS Henning, veröffentlicht am 2. Oktober 2019, abrufbar unter: https://www.fts-hennig.de/ratgeber/5g-mobiles-internet/.

[232] FAQ, Welche Frequenzen nutzen die 5G-Netze?, Bundesministerium für Umwelt, Naturschutz und nukleare Sicherheit, abrufbar unter: https://www.bmu.de/faq/welche-frequenzen-nutzen-die-5g-netze/.

[233] What frequency is 5G?, Verizon USA, veröffentlicht am 18. November 2019, abrufbar unter: https://www.verizon.com/about/our-company/5g/what-frequency-5g.

[234] Vgl. The FCC's 5G FAST Plan, FCC, abrufbar unter: https://www.fcc.gov/5G.

Behörde, die *Federal Communications Commission* (FCC), vergibt laut eigener Pressemitteilung[235] im Rahmen des «*FCC's 5G FAST Plan*» schon die ersten 5G-Experimentier-Lizenzen (Experimental Licences) für den Bereich zwischen 95 GHz und 3 THz an die Mobilfunkkonzerne![236] Wie war das nochmal? Das vorhergehend beschriebene «*Active Denial System*», welches Verbrennungsgefühle hervorruft, nutzt bekanntlich ebenfalls 95 GHz-Frequenzen. Dass die 5G-Frequenzen und jene von Mikro-, bzw. Millimeterwellenwaffen so absolut nichts miteinander zu tun hätten, da man ja schliesslich gar nicht so hohe Frequenzen benutzen würde, ist schlicht nicht wahr. Bedenken, dass zukünftig auch in solch verbrennungsfähigen Frequenzbereichen gesendet wird, sind nicht von der Hand zu weisen.

Auch auf dem europäischen Kontinent wird es zu Versteigerung von weit höheren Frequenzbändern als den bisher verfügbaren Frequenzen kommen. Laut dem von der Europäischen Union finanzierten «*European 5G Observatory*»[237] werden bspw. in den Niederlanden 2021 das 26 GHz-Band oder in Belgien zwischen 2022 und 2027 die 40.5-43.5 GHz-Bänder versteigert.[238] Es ist also nur eine Frage der Zeit bis die Regierungen in Deutschland, Österreich und der Schweiz proklamieren werden, dass hierbei aus wirtschaftlichen Überlegungen mitgezogen werden müsse.

Sie sehen, breiter Widerstand ist dringend angezeigt.

---

[235] FCC takes steps to open spectrum horizons for new services and technologies, FCC, veröffentlicht am 17. November 2019, abrufbar unter: https://docs.fcc.gov/public/attachments/DOC-356588A1.pdf.

[236] The FCC›s 5G FAST Plan, FCC, abrufbar unter: https://www.fcc.gov/5G.

[237] https://5gobservatory.eu.

[238] 5G Observatory – Quarterly Report #9, European 5G Observatory, veröffentlicht im Oktober 2020, abrufbar unter: http://5gobservatory.eu/wp-content/uploads/2020/10/90013-5G-Observatory-Quarterly-report-9-V2.pdf, S. 52.

Die 5G-Gier nach Überwachung

Zu argumentieren, dass Sie keine Privatsphäre brauchen,
weil Sie nichts zu verbergen haben, ist so,
als würden Sie sagen,
dass Sie keine Freiheit der Meinungsäußerung brauchen,
weil Sie nichts zu sagen haben.

Edward Snowden

Gemeinhin könnte man als Leser der Tagespresse den Eindruck gewinnen, dass mit der Einführung von 5G weniger staatliche Überwachung möglich sein wird. Der *Deutschlandfunk* titelt etwa am 12. Juni 2019: «*5G zu sicher für Polizei und Geheimdienste*». Problematisch sei u.a. die Ortung der Handys, da die sog. «Ende-zu-Ende-Verschlüsselung» des 5G-Netzes die Identifikation der Endgeräte erschwert.[239] Natürlich hat in dieser Angelegenheit die deutsche Bundes-

---

[239] 5G zu sicher für Polizei und Geheimdienste, Deutschlandfunk, Jan Rähm, veröffentlicht am 12. Juni 2019, abrufbar unter: https://www.deutschlandfunk.de/ verdeckte-ueberwachung-5g-zu-sicher-fuer-polizei-und.676.de.html?dram:article_id=451148.

regierung schnell reagiert – eine überwachungsfreie Zone darf es ja aufgrund der vielen «bösen Terroristen» nicht geben – und im EU-Rat angekündigt, dass man schnellstmöglich eine Arbeitsgruppe für «gesetzeskonformes Abhören» mit Schwerpunkt 5G einsetzen wolle, welche sich um «*(...)* *eine gemeinsame Antwort auf die bevorstehenden massiven Auswirkungen von 5G»* auf die Abhörfähigkeit kümmert.[240] Vielfach wird, wenn bezüglich 5G und Datenschutz berichtet wird, der chinesische Anbieter von 5G-Infrastruktur, *Huawei*, in den öffentlichen Fokus gerückt.[241] Vor allem die USA warnen immer wieder, dass *Huawei* nachweislich mit Chinas Sicherheitsbehörden zusammenarbeite und über seine Netztechnologie Spionage betreiben würde.[242]

Ich kann mir vorstellen, dass Sie die Nebelpetarden, welche uns durch die Mainstream-Journaille – die sich nur zu oft dem Prinzip der satanischen Umkehrung[243] bedient – aufgetischt werden, ebenfalls schon mit grosser Zuverlässigkeit erkennen. Oder fallen Sie noch auf Medienberichte[244], dass mit der Vernetzung von allem und jedem, dem sog. «*Inter-*

---

[240] EU-Rat: Bundesregierung will durchgehende 5G-Überwachung sicherstellen, heise.de, Stefan Krempl, veröffentlicht am 21. Oktober 2020, abrufbar unter: https://www.heise.de/news/EU-Rat-Bundesregierung-will-durchgehende-5G-Ueberwachung-sicherstellen-4935247.html.

[241] Die Huawei-Connection: Wie die Telekom immer abhängiger von China wurde, Moritz Koch et al., veröffentlicht am 7. Juli 2020, abrufbar unter: https://www.handelsblatt.com/technik/it-internet/telekommunikation-die-huawei-connection-wie-die-telekom-immer-abhaengiger-von-china-wurde/25980888.html.

[242] Keine Beweise für Spionage durch Huawei, Florian Flade, WDR, und Georg Mascolo, WDR/NDR, veröffentlicht am 17. Februar 2020, abrufbar unter: https://www.tagesschau.de/investigativ/ndr-wdr/huawai-hintertuer-china-101.html.

[243] Siehe Umgekehrtes Kreuz bzw. Petruskreuz, Freie Universität Berlin, abrufbar unter: https://www.geisteswissenschaften.fu-berlin.de/v/littheo/teufel/zeichen/petruskreuz.html.

[244] So schützt das «Internet of Things» das Klima, bluewin.ch, Res Witschi, veröffentlicht am 4. November 2020, abrufbar unter: https://www.bluewin.ch/de/leben/nachhaltigkeitsblog/so-schuetzt-das-internet-of-things-das-klima-456785.html.

net of Things» «zum guten Glück» auch das Klima geschützt wird, herein?

Es ist allgemein bekannt. 5G ist zentral für die Realisierung des «Internets der Dinge», wobei praktisch jeder Gegenstand Ihres täglichen Gebrauchs an das Internet gekoppelt und mit anderen Gegenständen digital verbunden wird. Es ist somit völlig offensichtlich, dass dabei hinsichtlich Überwachungsmöglichkeiten für den Endkunden zuerst einmal sekundär sein dürfte, ob *Huawei* oder *Ericsson* die Grundinfrastruktur zur Verfügung stellt. Wichtiger ist, dass zukünftig laut Expertenaussage «*(...) die digitale und physische Welt verschmelzen sollen*».[245] Das Beispiel des mit dem Internet verknüpften Kühlschranks[246], der Ihnen automatisch die Milch bestellt, wenn sie sich dem Ende zuneigt, ist bestens bekannt.

Wenn Sie nun jedoch wissen, dass diese Haushaltsgeräte an das Internet angebunden sein müssen und zuweilen auch undokumentierte (!) Mikrophone installiert haben, welche bspw. wie im Falle der von *Lidl* verkauften Küchenmaschine *Monsieur Cuisine Connect* problemlos durch Fremde angezapft werden können, wird es Ihnen wahrscheinlich doch schon etwas mulmiger.[247] Nicht wahr? Es ist also durchaus

---

[245] Wenn Kühlschränke Gedanken lesen, zeit.de, Dagny Lüdemann, veröffentlicht am 13. Dezember 2012, abrufbar unter: https://www.zeit.de/digital/internet/2012-12/internet-of-things-web.

[246] How much does your IoT refrigerator know about you?, Qualcomm, Scott Amyx, veröffentlicht am 15. Dezember 2016, abrufbar unter: https://www.qualcomm.com/news/onq/2016/12/15/how-much-does-your-iot-refrigerator-know-about-you.

[247] So leicht können Hacker Kaffeemaschinen und Kühlschränke angreifen, welt.de, Benedikt Fuest, veröffentlicht am 18. Oktober 2019, abrufbar unter: https://www.welt.de/wirtschaft/webwelt/article196805287/Internet-der-Dinge-Hacker-greifen-Kaffeemaschinen-und-Kuehlschraenke-an.html.

möglich, dass auch Sie durch Ihre Küchenmaschine abgehört werden. Da mutet es fast schon banal an, dass *Amazons* Assistenzsoftware «*Alexa*» vom Konzern und seinen Dienstleistungsfirmen dazu benutzt wurde, um Konversationen auszuwerten, welche die Kunden mit der Software geführt hatten. Wer ordert Sexspielzeug oder hat Ängste? Die Mitarbeiter tauchten tief in die Privatsphäre der ahnungslosen Kunden ein.[248] Mein Ratschlag an Sie. Werfen Sie Gerätschaften wie *Alexa*, die gerne auch mal unaufgefordert mithören[249], im hohen Bogen auf den Sondermüll. Schalten Sie die Sprachsteuerung, worüber Funktionen wie *Siri* auf Ihrem I-Phone laufen, komplett aus[250], denn auch Apple-Mitarbeiter waren Live dabei, wenn ihre Kunden gerade den Koitus vollzogen oder Drogengeschäften nachgingen.[251]

Sie sehen, was heute an Überwachung und Eingriffen in Ihre Privatsphäre auch von Seiten der Grosskonzerne schon möglich ist.

Mit der Hilfe von 5G wird die Möglichkeit zur Rundumüberwachung auch von Staates Seite noch weiter zunehmen.

---

[248] Wie smarte Lautsprecher 2019 vom Spielzeug zur Bedrohung wurden, Der Standart, veröffentlicht am 25. Dezember 2019, abrufbar unter: https://www. derstandard.de/story/2000112248838/wie-smarte-lautsprecher-2019-vom-spielzeug-zur-bedrohung-wurden.

[249] Wie Amazon-Mitarbeiter Ihre Alexa-Aufnahmen mithören, welt.de, Benedikt Fuest, veröffentlicht am 11. November 2019, abrufbar unter: https://www.welt. de/wirtschaft/webwelt/article191741517/Amazons-Echo-Mitarbeiter-hoeren-Alexa-Aufnahmen-mit.html.

[250] iPhone: Sprachsteuerung deaktivieren, heise.de, Anna Kalinowsky, veröffentlicht am 11. November 2019, abrufbar unter: https://www.heise.de/tipps-tricks/iPhone-Sprachsteuerung-deaktivieren-3987223.html#anchor_1.

[251] Über die digitale Assistentin Siri hörte Apple bei Nutzern mit – Patientengespräche, Drogengeschäfte, Sex. Damit ist jetzt Schluss – jedenfalls vorerst, Neue Zürcher Zeitung, Jochen Siegle, veröffentlicht am 2. August 2019, abrufbar unter: https://www.nzz.ch/digital/siri-apple-stoppt-abhoer-praxis-ld.1499613?reduced=true.

Wagen wir hierzu einen Blick nach China, wo 5G den Überwachungsstaat in neue Höhen katapultiert.[252] Die digitale Echtzeiterfassung aller Verhaltensweisen – also nicht nur was Sie in ihren eigenen vier Wänden so treiben – ist hierzu von höchster Bedeutung und ohne die schnelle Datenübertragung von 5G kaum zu stemmen. So war 5G bspw. zentral, damit in China während der «Corona-P(l)andemie» Polizeiroboter in Echtzeit über Infrarotkameras die Körpertemperaturen von Passanten messen konnten und bei erhöhter Temperatur oder fehlender Mundschutzmaske die Behörden alarmiert wurden.[253] Doch damit nicht genug, auch diverse Polizeikräfte sind in China mit über 5G verbundenen Hightech-Brillen[254] ausgestattet, welche den Polizisten in Echtzeit anzeigen, wenn ihnen ein gesuchter Verbrecher oder eben auch Systemfeind vor der Nase durchspaziert.[255] In der Provinz *Guangdong* wurde 2019 sogar die erste 5G-Polizeistation gebaut. Hier sind neben den vorgenannten 5G-Brillen auch Kameras an den Polizeifahrzeugen sowie an Drohnen und Robotern angebracht, welche permanent die Gesichter der Passanten scannen und in Echtzeit über 5G mit den Registern abgleichen.[256]

---

[252] Das chinesische Jahrhundert als Drohung, spiegel.de, Sascha Lobo, veröffentlicht am 27. November 2019, abrufbar unter: https://www.spiegel.de/netzwelt/web/digitale-zukunft-entsteht-in-china-eine-digitale-drohung-kolumne-a-1298520.html.

[253] Polizeiroboter spürt in China Corona-Fälle auf, Automationspraxis.de, veröffentlicht am 23. März 2020, abrufbar unter: https://automationspraxis.industrie.de/news/polizeiroboter-spuert-in-china-corona-faelle-auf/.

[254] Siehe dieses Werbevideo: https://twitter.com/audiocomedian/status/1132936727545417728.

[255] Chinese AR start-up develops smart glasses to help police catch suspects, South China Morning Post, veröffentlicht am 6. Mai 2019, abrufbar unter: https://www.scmp.com/tech/start-ups/article/3008721/chinese-ar-start-develops-smart-glasses-help-police-catch-suspects.

[256] China eröffnet in Shenzhen erste Polizeistation mit 5G-Technologie, veröffentlicht am 30. April 2019, abrufbar unter: http://german.china.org.cn/txt/2019-04/30/content_74738761.htm.

Wenn Sie nun denken, dass die automatisierte Gesichtserkennung von Personenmassen bisher nur in China Anwendung findet, täuschen sie sich leider. Auch am *Bahnhof Süd-
kreuz* in Berlin wurden in den Jahren 2017 und 2018 erste
Tests mit automatischer Gesichtserkennungssoftware durchgeführt.[257] Der innenpolitische Sprecher der Unionsfraktion,
Mathias Middelberg (CDU), hält gar fest: «*Wir wollen daran festhalten: die Bundespolizei sollte künftig in klar defi-
nierten Grenzen Kameras zur Gesichtserkennung einsetzen
dürfen.*», denn es gehe schliesslich um «*(...) die gezielte Suche nach Schwerstkriminellen und Terroristen an besonders
gefährdeten Bahnhöfen oder Flughäfen.*»[258]

Wie Sie wissen ist der Verweis auf Terroristen und Schwerst-
kriminelle äusserst beliebt, wenn es darum geht die Überwachungsmöglichkeiten des Staates auszudehnen. In der «ach so
demokratieliebenden» Schweiz wurde unter dem Deckmantel
der Terrorismusbekämpfung erst kürzlich ein neues Antiter-
rorgesetz[259] (Bundesgesetz über polizeiliche Massnahmen zur
Bekämpfung von Terrorismus) erlassen, wonach unter dem
dehnbaren Begriff des sog. «terroristischen Gefährders» präventiv, sprich bei blossem Verdacht, auch der «Otto-Normal-
bürger» unter Hausarrest gesetzt, oder mit einer Fussfessel
versehen werden kann.[260] Auch hier verwundert es kaum, dass

---

[257] Umstrittene Gesichtserkennung soll ausgeweitet werden, spiegel.de, Angela
Gruber, veröffentlicht am 12. Oktober 2018, https://www.spiegel.de/netzwelt/
netzpolitik/berlin-gesichtserkennung-am-suedkreuz-ueberwachung-soll-ausge-
weitet-werden-a-1232878.html.

[258] Kameras ja, Software nein, tagesschau.de, veröffentlicht am 24. Januar 2020, abrufbar
unter: https://www.tagesschau.de/inland/gesichtserkennung-bundespolizei-101.html.

[259] Bundesgesetz über polizeiliche Massnahmen zur Bekämpfung von Terrorismus
(PMT), untersteht bei Druck noch der Referendumsfrist, jedoch abrufbar unter:
https://www.admin.ch/opc/de/federal-gazette/2020/7741.pdf.

[260] «Schweiz sendet fatales Signal in die Welt hinaus», swissinfo.ch, veröffentlicht
am 24. September 2020, abrufbar unter: https://www.swissinfo.ch/ger/-schweiz-
sendet-fatales-signal-in-die-welt-hinaus-/46047064.

verschiedene Politiker treffend festhalten, dass man mit diesem Gesetz auch sog. «Corona-Verschwörer» einsperren könne, da diese kritisieren, dass sich die Schweizerische Eidgenossenschaft in eine Diktatur verwandelt habe.[261] Dieses «Gefährdergesetz» ist übrigens keine Schweizer Besonderheit. Auch das Bundesland Bayern hat ein solches im Jahre 2017 eingeführt und nutzt es um Menschen ohne konkrete, sondern nur bei «drohender Gefahr» präventiv zu inhaftieren.[262] Nach den Anschlägen in Wien von Ende Oktober 2020 wird auch in Österreich die Einführung eines solchen Gesetzes gefordert.[263]

Wenn Sie nun dazu kommen, all die vorgenannten Punkte miteinander zu verbinden, sehen Sie, wohin die Reise gehen könnte, wenn wir heute nicht entschieden Gegensteuer geben.

Denn Sie sollten wissen, dass in Deutschland schon heute auf dem zentralen polizeilichen Informationsverbund (IN-POL-Z) rund 5.8 Millionen Gesichtsbilder gespeichert sind, auf welche durch die Polizeibehörden zugegriffen werden kann. Alleine im ersten Halbjahr 2019 wurde das Gesichtserkennungssystem des Bundeskriminalamtes schon 23 915 Mal genutzt.[264] Doch damit nicht genug. Denken Sie dar-

---

[261] Kritik an geplanter Präventivhaft: «Mit diesem Gesetz könnte man auch extreme Corona-Verschwörer einsperren», luzernerzeitung.ch, Andreas Maurer, veröffentlicht am 19. Mai 2020, abrufbar unter: https://www.luzernerzeitung.ch/schweiz/kritik-an-geplanter-praeventivhaft-mit-diesem-gesetz-koennte-man-auch-extreme-corona-verschwoerer-einsperren-ld.1221999.

[262] Ohne Anklage im Gefängnis, taz.de, Sarah Kohler, veröffentlicht am 22. August 2018, abrufbar unter: https://taz.de/Neues-Polizeigesetz-in-Bayern/!5529642/.

[263] Sicherungshaft für Extremisten im Gespräch, vienna.at, veröffentlicht am 5. November 2020, abrufbar unter: https://www.vienna.at/sicherungshaft-fuer-extremisten-im-gespraech/6798947.

[264] Polizei speichert 5,8 Millionen Gesichtserkennungsbilder, golem.de, Moritz Tremmel, veröffentlicht am 30. Januar 2020, abrufbar unter: https://www.golem.de/news/ueberwachung-polizei-speichert-5-8-millionen-gesichtserkennungsbilder-2001-146363.html.

über hinaus an das Schengener-Informationssystem (SIS), bei welchem neben den EU-Staaten (ausser Zypern und Irland) u.a. auch die Schweiz mitspielt. Es ist das europaweite Fahndungssystem, in welchem Stand 1. Januar 2020 schon insgesamt 90 Millionen Menschen und Gegenstände gespeichert sind. Nun soll diese Datenbank neben den Polizeibehörden in Deutschland auch rund 2000 (!) weiteren deutschen Behörden zugänglich gemacht werden.[265] Dabei darf nicht vergessen werden, dass unter der Schirmherrschaft Deutschlands auch gerade noch der «Gefährderbegriff» auf europäischer Ebene verankert werden soll, wobei die Mitgliedsstaaten folglich auch «Gefährder» ins Schengener-Informationssystem eintragen können.[266]

Die Datenbanken, welche den Behörden schon heute zur Verfügung stehen, sind gewaltig und werden rege genutzt.[267] Sollte dereinst auch in Deutschland, Österreich oder der Schweiz unter dem Einfluss eines Terroranschlags schleunigst entschieden werden, dass nun doch endlich die automatische Gesichtserkennung im öffentlichen Raum zur Terrorbekämpfung eingeführt werden müsste, kann schon auf einen gewichtigen Fundus an Daten zugegriffen werden. Zur Ergänzung der schon vielerorts fest installierten Überwa-

---

[265] Polizeidatenbank soll für Tausende Behörden geöffnet werden, golem.de, Moritz Tremmel, veröffentlicht am 30. Oktober 2020, abrufbar unter: https://www.golem.de/news/sis-polizeidatenbank-soll-fuer-tausende-behoerden-geoeffnet-werden-2010-151840.html.

[266] Bundesinnenministerium will Gefährderbegriff EU-weit vereinheitlichen, heise.de, Matthias Monroy, veröffentlicht am 21. Oktober 2020, abrufbar unter: https://www.heise.de/tp/features/Bundesinnenministerium-will-Gefaehrderbegriff-EU-weit-vereinheitlichen-4933679.html.

[267] Alleine in der Schweiz wird täglich zwischen 300›000 und 350›000 Mal auf das Schengener Informationssystem zugegriffen! Siehe, Der 19. Mai wird zum Abstimmungssonntag der Prinzipienreiter, handelszeitung.ch, Florence Vuichard, veröffentlicht am 9. März 2019, abrufbar unter: https://www.handelszeitung.ch/panorama/der-19-mai-wird-zum-abstimmungssonntag-der-prinzipienreiter.

chungskameras dürften dann wohl auch – wie bei der Jagd nach Corona-Massnahmenverweigern in Genf im Frühjahr 2020 (!)[268] – Drohnen eingesetzt werden, die auch dort ihre Augen haben, wo kein Polizist mit 5G-Brille steht.[269] Und vergessen Sie vor lauter Staatsüberwachung nicht, dass auch Ihr Fernseher oder Toaster gerne einmal mithört, was Sie in Ihren eigenen vier Wänden so zu erzählen haben. Wenn Sie Glück haben erfährt «nur» der Amazon-Mitarbeiter in den fernen USA, was Sie in Wirklichkeit über die eigene Regierung denken. Mit etwas mehr Pech gelten Sie als «Gefährder» und werden durch die Polizei als solcher präventiv in Ihrem Heim unter Hausarrest gestellt.

---

[268] Siehe für die Schweiz bspw.: Mit Drohnen gegen Corona: Genfer Polizei überwacht aus der Luft, Aargauer Zeitung, Sven Altermatt, veröffentlicht am 8. April 2020, abrufbar unter: https://www.aargauerzeitung.ch/schweiz/mit-drohnen-gegen-corona-genfer-polizei-ueberwacht-aus-der-luft-137620378; oder für Deutschland: Corona-Krise: Umstrittene Drohnen-Kontrollen, WDR, veröffentlicht am 11. April 2020, abrufbar unter: https://www1.wdr.de/nachrichten/themen/coronavirus/drohnen-polizei-duesseldorf-dortmund-100.html.

[269] KI-System überwacht Maskenpflicht, computerwelt.at, veröffentlicht am 12. Juni 2020, abrufbar unter: https://computerwelt.at/news/topmeldung/ki-system-ueberwacht-maskenpflicht/.

Elon Musk:
Bestrahlung aus dem All

*Die Philanthropie ist einfach die Zuflucht
solcher Leute geworden,
die ihre Mitmenschen zu belästigen wünschen.*

Oscar Wilde

Wenn Sie den Namen Elon Musk hören, denken Sie höchst vermutlich zuerst an diesen leicht «verrückten» Unternehmer, der mit seinen *Tesla*-Elektroautos doch nur das Beste für unseren Planeten und unser Klima erreichen will.

Vielleicht sind Ihnen auch vordergründig erfreulichere Wortmeldungen bekannt, als Musk sich bspw. gegen eine Corona-Impfung stellte[270] oder die Menschen zur Einnahme der «Roten Pille»[271] aufforderte.

---

[270] „Ich bin nicht gefährdet", bild.de, veröffentlicht am 30. September 2020, abrufbar unter: https://www.bild.de/politik/ausland/politik-ausland/elon-musk-ueber-corona-ich-werde-mich-nicht-impfen-lassen-73170650.bild.html.

[271] Elon Musk tweets 'take the red pill' in another strange turn for the billionaire, Business Insider, Jake Swearingen, veröffentlicht am 17. Mai 2020, abrufbar unter: https://www.businessinsider.com/elon-musk-tweets-take-the-red-pill-what-it-means-2020-5?r=US&IR=T.

Und nun bringt dieser Gutmensch auch noch eine riesen Fabrik nach Berlin, so dass für die Deutschen viele neue Arbeitsplätze entstehen mögen.[272] Und weil er, nachdem er in Berlin mit seinem Team unterwegs war, entsetzt feststellen musste, dass die Parkplatzsituation in der deutschen Hauptstadt doch sehr prekär sei, würde er zukünftig extra kleine Autos für den europäischen Markt bauen.[273]

Für einen so nachhaltigen und am Klimaschutz orientierten Dienst gibt es natürlich auch die entsprechenden «System-Auszeichnungen». Elon Musk erhält bspw. Anfang Dezember 2020 den «*Axel Springer-Preis*». Die Laudatio auf Musk hält kein geringerer als der mächtige Bankkaufmann – ich meine natürlich den deutschen Gesundheitsminister – Jens Spahn.[274] Spahn schwärmt: «*Innovation braucht Freiheit. Und Menschen, die an die Kraft von Ideen glauben. Wir leben in einer Zeit der großen Möglichkeiten. Wir können die Zukunft gestalten. Wir haben es in der Hand. Sie sind ein Beispiel für uns alle!*».[275] Matthias Döpfner, Vorstandsvorsitzender der *Axel Springer SE*, ergänzt: «*Als einer der kreativsten Unternehmer und brillantesten Ingenieure des digitalen Zeitalters inspiriert Elon Musk eine ganze Generation. Er verbindet große Visionen mit dem absoluten Willen zur Umsetzung. Mit PayPal,*

---

[272] Musk: Tesla-Werk bei Berlin wird weltgrößte Batteriefabrik, berlin.de, veröffentlicht am 24. November 2020, abrufbar unter: https://www.berlin.de/wirtschaft/nachrichten/tesla/6366315-5973744-musk-teslawerk-bei-berlin-wird-weltgroes.html.

[273] Elon Musk plant neues Tesla-Modell, bild.de, veröffentlicht am 25. November 2020, https://www.bild.de/politik/2020/politik/tesla-chef-elon-musk-plant-neues-model-wegen-parkproblemen-in-berlin-74125272.bild.html.

[274] „Lebensversicherung für die Menschheit" – In sechs Jahren will Elon Musk zum Mars, welt.de, Gerhard Hegman und Kollegen, veröffentlicht am 2. Dezember 2020, abrufbar unter: https://www.welt.de/wirtschaft/article221560384/Axel-Springer-Award-In-sechs-Jahren-will-Elon-Musk-zum-Mars.html.

[275] Axel Springer Award für Visionär Elon Musk, BZ-Berlin, Tom Drechsler, veröffentlicht am 1. Dezember 2020, abrufbar unter: https://www.bz-berlin.de/berlin/axel-springer-award-fuer-visionaer-elon-musk-2.

SpaceX und Tesla hat Elon Musk ganze Branchen umgekrempelt, und seine Tatkraft ist ungebrochen. Ihn treibt das Ziel an, das Leben für die Menschheit besser zu machen.»[276]

«Das Leben für die Menschheit besser machen...». Ich hoffe, dass bei Ihnen ob solch einer Wortwahl alle Alarmglocken schrillen! Elon Musk würde von der «Crème de la Crème» kaum so hofiert, wenn sich hinter dieser aufgesetzten «Rebellenmaske» nicht ein absoluter «Systemling» und Wegbereiter der Neuen Weltordnung (NWO) verstecken würde.

Gerade wenn es um die Corona-Impfstoffe geht, muss man wissen, dass der vermeintliche Corona-Impfskeptiker[277] Elon Musk mit *Tesla* massgeblich an der Produktion des mRNA-Coronaimpfstoffs der deutschen *CureVac* beteiligt ist.[278] Die deutsche Tochtergesellschaft von *Tesla, Tesla Grohmann,* hat schon im Jahre 2019 zusammen mit *CureVac* ein Patent für einen RNA-Drucker angemeldet, mit welchem sich innerhalb weniger Wochen hunderttausende(!) RNA-Impfstoffdosen herstellen lassen.[279] Und welcher unserer guten

---

[276] Elon Musk erhält Axel Springer Award – so sind Sie heute live dabei, welt.de, Florian Gehm, veröffentlicht am 1. Dezember 2020, abrufbar unter: https://www.welt.de/wirtschaft/article221486146/Axel-Springer-Award-Elon-Musk-erhaelt-Preis-in-Berlin-mit-Livestream.html.

[277] Elon Musk has cast doubt on the safety of the second COVID-19 jab in a tweet to his millions of followers, Business Insider, Sophia Ankel, veröffentlicht am 13. März 2021, abrufbar unter: https://www.businessinsider.com/elon-musk-casts-doubt-on-safety-of-second-covid-19-jab-in-tweet-2021-3?r=US&IR=T.

[278] Wenn der Impfstoff (fast) aus dem Drucker kommt: Zusammenarbeit von Curevac mit Tesla, NZZ, Helga Rietz und Kollegen, veröffentlicht am 20. November 2020, abrufbar unter: https://www.nzz.ch/wissenschaft/curevac-und-tesla-wenn-impfstoffe-fast-aus-dem-drucker-kommen-ld.1587427?reduced=true.

[279] Tesla und Curevac haben unbemerkt einen Impfstoff-Drucker entwickelt und bereits im Juni 2019 ein Patent dafür angemeldet, Business Insider, Fanny Jimenez, veröffentlicht am 6. September 2020, abrufbar unter: https://www.business-insider.de/wissenschaft/gesundheit/tesla-und-curevac-haben-unbemerkt-impf-stoff-drucker-entwickelt/.

alten Freunde hat natürlich bei diesem impfstoffherstellen-
den RNA-Drucker auch seine «Fingerchen» mit 34 Millionen US-Dollar im Spiel. Natürlich! Sie sind auf zack!

Über die Organisation *CEPI*, welche u.a. von der *Bill &
Melinda Gates-Foundation* getragen wird, ist auch Bill(y)
Gates mit an Bord, wenn diese Impfstoffe zukünftig durch
Mini-Drucker geschaffen werden.[280] Ich habe ihn schon et-
was vermisst. Sie sicherlich auch?

Ich hoffe, Sie sehen mir diese Ausflüge in andere Themen-
gebiete nach. Doch ich denke, dass es wichtig ist, Verbin-
dungen herzustellen, damit auch im Bereich des Mobilfunks
verstanden wird, welch essentielle Rolle dieser in der zu-
künftigen Gestaltung einer Neuen Weltordnung durch die
selbsternannte «Elite» einnimmt.

Elon Musk ist bekennender Transhumanist. Transhumanisten
streben die Verschmelzung von Mensch und Maschine, die sog.
«*Cyborgisierung des Menschen*» an.[281] Um nicht wie Affen in
einem Zoo zu enden, müssten die Menschen im Angesicht von
mit künstlicher Intelligenz ausgestatteten High-Tech-Maschi-
nen begreifen, dass sie sich selbst über Chips im Gehirn mit der
künstlichen Intelligenz verbinden müssen.[282] «*Wenn Du sie*

---

[280] CEPI vergibt einen Vertrag über 34 Mio. $ an CureVac zur weiteren Entwicklung des The RNA Printer™, CureVac, veröffentlicht am 27. Februar 2019, abrufbar unter: https://www.curevac.com/2019/02/27/cepi-vergibt-einen-vertrag-ueber-34-millio-nen-us-dollar-an-curevac-zur-weiteren-entwicklung-des-the-rna-printer/.

[281] Transhumanismus: Die Cyborgisierung des Menschen, zukunftsInstitut, Marina Lordick, veröffentlicht im September 2016, abrufbar unter: https://www.zu-kunftsinstitut.de/artikel/transhumanismus-die-cyborgisierung-des-menschen/.

[282] According to Elon Musk, humans must merge with machines to avoid becoming like monkeys, National Post, Peter Holley für die Washington Post, veröffent-licht am 26. November 2018, abrufbar unter: https://nationalpost.com/news/world/according-to-elon-musk-humans-must-merge-with-machines-to-avoid-becoming-like-monkeys.

nicht schlagen kannst, schliesse Dich ihnen an!».[283] Im
August 2020 hat Elon Musk gezeigt, was das heisst. Sein
Start-Up *Neuralink* hat einen Prototyp eines Chips mit
23 Millimetern Durchmesser vorgestellt, welcher einem
Schwein namens Gertrud ins Gehirn eingesetzt und mit
dessen Nervenzellen verbunden wurde. So soll es auch
zukünftig bei jedem (!) Menschen geschehen, damit diese
bspw. über ihre Gedanken kommunizieren können.[284] Für
Elon Musk scheint dies alles völlig harmlos, ja gar selbstverständlich zu sein, denn *«Es ist wie ein Fitbit mit feinen
Drähten in Ihrem Kopf»*.[285] Was sträuben Sie sich also so
dagegen?

Die US-Amerikanische Gesundheitsbehörde *FDA* hat übrigens erste Tests an Menschen mit schwersten Erkrankungen
mittels einer «Breakthrough-Device»-Erlaubnis[286] erteilt![287]

Doch wie gedenkt Musk den *Neuralink*-Gehirnchip mit dem
Internet zu verbinden und welche Rolle spielt 5G dabei? Zu-

---

[283] 'If you can't beat them join them': Elon Musk says our best hope for competing
with AI is becoming better cyborgs, Business Insider, Graham Rapier, veröffentlicht am 29. August 2019, abrufbar unter: https://www.businessinsider.com/elon-
musk-humans-must-become-cyborgs-to-compete-with-ai-2019-8?r=US&IR=T.

[284] Elon Musk demonstriert Minicomputer fürs Gehirn, Die Zeit, veröffentlicht am
29. August 2020, abrufbar unter: https://www.zeit.de/wissen/2020-08/neuralink-
elon-musk-gehirn-chip-verbindung-smartphone-funktioniert.

[285] „Es ist wie ein Fitbit mit feinen Drähten in Ihrem Kopf", welt.de, veröffentlicht am 29. August 2020, abrufbar unter: https://www.welt.de/wirtschaft/artic-
le214600180/Neurolink-Elon-Musk-baut-Prototyp-fuer-Verbindung-zwischen-
Gehirn-und-Handy.html.

[286] Diese Erlaubnis soll u.a. durch einen Abbau von Hürden (bspw. bei klinischen
Studien) einen schnelleren Einsatz am Menschen ermöglichen.

[287] Elon Musk, Pigs And Brain Implants: Neuralink Classified As A Breakthrough
Device By The FDA, University of California, veröffentlicht im Dezember 2020,
abrufbar unter: http://predictiontechnology.ucla.edu/elon-musk-pigs-and-brain-
implants-neuralink-classified-as-a-breakthrough-device-by-the-fda/?utm_sour-
ce=rss&utm_medium=rss&utm_campaign=elon-musk-pigs-and-brain-im-
plants-neuralink-classified-as-a-breakthrough-device-by-the-fda&utm_sour-
ce=rss&utm_medium=rss&utm_campaign=elon-musk-pigs-and-brain-implants-
neuralink-classified-as-a-breakthrough-device-by-the-fda.

erst soll eine Verbindung zwischen dem Gehirn-Chip und dem eigenen Smartphone bzw. Computer hergestellt werden.[288] Diese Verbindung soll laut *Neuralink* über Bluetooth geschehen.[289] Man erhält also schon mal eine Strahlungsquelle direkt in das Gehirn eingepflanzt.

Es erscheint völlig klar, dass das Smartphone, welches den Gehirnchip mit dem Internet verbindet, über eine möglichst schnelle mobile Internet-Verbindung verfügen muss, die in jedem Winkel der Erde die Aufrechterhaltung einer stabilen Verbindung gewährt.

Elon Musk hat auf Twitter 5G als «*medizinisch sicher*» bezeichnet.[290] So erstaunt es auch kaum, dass er seine Teslas zukünftig mit der 5G-Technologie ausstatten wird.[291]

So hat Musk auch ein persönliches Interesse den 5G-Ausbau ebenfalls kräftig mit einem eigenen Grossprojekt voranzutreiben. Zusammen mit seiner Firma *SpaceX* und dem dazugehörigen Projekt *Starlink* hat Musk schon heute (Stand Dezember 2020) über 800 Satelliten (!) in den Orbit geschossen, welche die ganze Erde aus dem All mit schnellem Internet versorgen sollen. Seine Satelliten wirken dabei nach Aussage von *Spa-*

---

[288] Elon Musk zeigt Prototypen für Verbindung zwischen Gehirn und Smartphone, RP Online, veröffentlicht am 30. August 2020, abrufbar unter: https://rp-online. de/panorama/wissen/forschung/elon-musk-neuralink-prototyp-soll-gehirn-mit-smartphone-verbinden_aid-53039061.

[289] Engineering with the Brain, Neuralink, Learn More, abrufbar unter: https://neuralink.com/applications/.

[290] Twitter, Elon Musk, veröffentlicht am 3. Februar 2020. abrufbar unter: https://twitter.com/elonmusk/status/1224204420273098752.

[291] 5G und Hotspot für Teslas in Software-Update entdeckt, golem.de, Andreas Donath, veröffentlicht am 4. November 2020, abrufbar unter: https://www.golem. de/news/802-11ac-und-ble-5g-und-hotspot-fuer-teslas-in-software-update-entdeckt-2011-151902.html.

ceX wie «Space-Laser», die eine Übertragung von 100 MB pro Sekunde aus dem All möglich machen.[292]

Musk wird damit von den Mainstream-Medien wie *FOCUS* schon heute als der Erlöser für schnelles Internet hochstilisiert, da in Deutschland, *Vodafone* und *Telekom* mit dem Glasfaserausbau – der notabene die einzig richtige und strahlungsarme Alternative für schnelles Internet bewerkstelligen könnte – (bewusst?) nur schleppend vorankommen. «*(...) Offensichtlich geht es schneller, Satelliten ins All zu schießen als einen Kabelgraben im Münsterland zu verlegen. (...)*».[293]

Doch wie funktioniert nun das Zusammenspiel der *Starlink*-Satelliten und der Ausbreitung von 5G? Die *Starlink*-Satelliten dienen hinsichtlich 5G als sog. «*Backhaul*»-Lösung. Durch die *Starlink*-Satelliten könnte bspw. irgendwo in der Provinz oder Natur eine 5G-Mobilfunkantenne platziert werden, welche dann nicht über hunderte Kilometer mit einem Glasfaserkabel erschlossen werden müsste, sondern ihre Verbindung zur Zentrale direkt und über einen *Starlink*-Satelliten aufnimmt.[294] Die Europäische Raumfahrtbehörde, *ESA*, preist in einem *YouTube*-Video[295] genau diese Mög-

---

[292] Elon Musk says he will use space lasers to beam 100mbps internet from Starlink satellites, The Independent, Anthony Cuthbertson, veröffentlicht am 4. September 2020, abrufbar unter: https://www.independent.co.uk/life-style/gadgets-and-tech/news/elon-musk-space-laser-starlink-internet-spacex-a9705986.html.

[293] Jetzt kommt der Starlink-Express: Elon Musk greift Telekom und Vodafone an, Focus.de, Matthias Hochstätter, veröffentlicht am 27. November 2020, abrufbar unter: https://www.focus.de/finanzen/boerse/starwars-mit-starlink-elon-musk-ueberholt-andreas-scheuer-und-greift-telekom-und-co-an_id_12685289.html.

[294] Jeff Bezos and Elon Musk to compete for 5G backhaul business, lightreading.com, Mike Dano, veröffentlicht am 9. Juli 2019, abrufbar unter: https://www.lightreading.com/mobile/backhaul/jeff-bezos-and-elon-musk-to-compete-for-5g-backhaul-business/d/d-id/752654.

[295] Satellite for 5G, YouTube, ESA, veröffentlicht am 31. Mai 2018, abrufbar unter: https://www.youtube.com/watch?v=30PIO3Keras.

lichkeit öffentlich an. Somit könnte bspw. auch ein abgelegenes Bergdorf mit einer eigenen 5G-Antenne ausgestattet werden um die Menschen unter dem Vorwand einer besseren Internetverbindung mit 5G-Mikrowellen zu bestrahlen. Die *Starlink*-Satelliten sind also zentral für die Realisation eines weltumfassenden «*Internet of Things*».

Und sollte diese *Starlink*-Lösung zu kostenintensiv sein, so testet die *Deutsche Telekom* laut *NTV* eine fliegende Mobilfunkstation, welche bis 2024 operativ tätig sein soll! Ein wasserstoffbetriebenes ferngesteuertes Flugzeug soll als mobiler Funkmast in der Stratosphäre operieren und nur mit einem Flugzeug eine 4G- wie auch 5G-Netzabdeckung über einen Radius von bis zu 100 Kilometern ermöglichen![296] Laut *FAZ* soll «*der Kunde vom Übergang der Verbindung von einem klassischen Mobilfunkmast zu einer fliegenden Antenne nichts mitbekommen!*».[297]

Neben den ganzen strahlenden Gegenständen, welche im Zuge des «Internets der Dinge» an das Internet angeschlossen werden sollen und den vielen neuen 5G-Mobilfunkantennen, wird nun also auch die Bestrahlung von Oben massiv ausgebaut. Alleine hinsichtlich dem von Musk vorangetriebenen Projekt *Starlink*, wofür bis dato schon die Entsendung von 12'000 Satelliten bewilligt wurde, ist eine weitere Bewilligungsanfrage für 30'000 zusätzliche Satelliten eingereicht worden.[298] Gegen diese massive Bestrahlung aus dem

---

[296] Telekom testet fliegende Mobilfunkstation, NTV, veröffentlicht am 19. Oktober 2020, abrufbar unter: https://www.n-tv.de/wirtschaft/Telekom-testet-fliegende-Mobilfunkstation-article22110480.html.

[297] Die Telekom testet fliegende Basisstationen, FAZ, veröffentlicht am 19. Oktober 2020, abrufbar unter: https://www.faz.net/aktuell/wirtschaft/digitec/die-telekom-testet-fliegende-basisstationen-17009042.html.

[298] SpaceX submits paperwork for 30,000 more Starlink satellites, Space News, Caleb Henry, veröffentlicht am 15. Oktober 2019, abrufbar unter: https://spacenews.com/spacex-submits-paperwork-for-30000-more-starlink-satellites/.

Orbit wehrt sich auch der «*INTERNATIONAL APPEAL: Stop 5G on Earth and in Space*», welcher bis heute weltweit von über 300'000 Menschen unterzeichnet wurde und u.a. von Wissenschaftlern wie Prof. Dr. Martin Pall getragen wird.[299]

Nicht nur mobilfunkkritische Menschen haben ein massives Problem mit *Starlink*. Die Satelliten von Musk senden auf den Frequenzbändern von 10,7 bis 12,7 GHz und stören u.a. dabei auch die astronomische Tätigkeit, da die Suche nach organischen Molekülen im Weltraum sowie nach Wassermolekülen, die als wichtige Erkenntnisse in der Kosmologie verwendet werden, behindert wird.[300] Zudem reflektieren die tausenden Satelliten Sonnenlicht und verunreinigen vor allem die Aufnahmen der grössten Teleskope der Welt.[301]

Darüber hinaus – und dies zeigt erneut eindeutig wie heuchlerisch Preisvergaben durch den Mainstream und Lobeshymnen durch Politiker wie Jens Spahn an den «Klimaschützer», Elon Musk, sind – wird klar, dass die *SpaceX*-Raketenstarts, mit welchen die *Starlink*-Satelliten in den Orbit befördert werden, massive Löcher von bis zu 1000 Kilometern Durchmesser in die Atmosphäre reissen, welche kurzzeitig sogar das ganze weltweite GPS-System

[299] INTERNATIONAL APPEAL: Stop 5G on Earth and in Space, abrufbar unter: https://www.5gspaceappeal.org/the-appeal#fn3b.
[300] SpaceX: Starlink Satelliten bedrohen die optische Astronomie, Ingenieur.de, veröffentlicht am 16. Oktober 2020, abrufbar unter: https://www.ingenieur.de/technik/fachbereiche/raumfahrt/starlink-bedroht-optische-astronomie-forscher-wuetend-auf-spacex/.
[301] Wie gefährlich sind Starlink & Co. für die Astronomie?, FAZ, Sybille Anderl, veröffentlicht am 12. März 2020, abrufbar unter: https://www.faz.net/aktuell/wissen/weltraum/wie-gefaehrlich-sind-erdnahe-satelliten-fuer-die-astronomie-16674086.html.

durcheinanderbringen![302] Zudem schädigen sämtliche Raketenstarts auch die Ozonschicht. Selbst die US-Weltraumbehörde, *NASA*, gibt zu, dass der auch bei *SpaceX* verwendete Flüssigtreibstoff *LOX/RP-1* negative Auswirkungen auf die Ozonschicht habe. Man könne jedoch die konkreten Folgen nicht genau abschätzen.[303] Zudem wird durch jeden Raketenstart Russ in den oberen Schichten der Atmosphäre ausgebracht, wobei die obere Stratospähre aufgeheizt und die Ozonschicht ebenfalls massiv geschädigt wird. Und damit nicht genug! Es wird auch *Aluminiumoxid* freigesetzt, von welchem man ursprünglich dachte, dass es die Erde abkühlen würde, man nun aber entdeckt hat, dass es in Tat und Wahrheit durch die Absorption von langwelliger Erdstrahlung den Planeten erwärmt.[304]

Und selbst wenn man sich der CO_2-Doktrin bedienen will, stellt man fest, dass jeder *SpaceX*-Start mit einer *Falcoon Heavy* laut der *Los Angeles Times* rund 400 Tonnen Kerosin verbraucht und somit so viel CO_2 ausstösst, wie dies ein normales Auto täte, wenn man es für mehr als 20 Jahre laufen liesse.[305]

---

[302] Erst jetzt entdecken Forscher eine bisher unbekannte Auswirkung von Elon Musks SpaceX-Rakete, businessinsider.de, Matthias Olschewski, veröffentlicht am 29. März 2018, abrufbar unter: https://www.businessinsider.de/tech/erst-entdecken-eine-bisher-unbekannte-auswirkung-von-elon-musks-spacex-rakete-2018-3/.

[303] Allein SpaceX will 12.000 Satelliten in eine Umlaufbahn bringen, heise.de, Florian Rötzer, veröffentlicht am 19. Mai 2019, abrufbar unter: https://www.heise.de/tp/features/Allein-SpaceX-will-12-000-Satelliten-in-eine-Umlaufbahn-bringen-4421069.html.

[304] How Much Air Pollution Is Produced by Rockets?, Scientifc American, Leonard David, veröffentlicht am 29. November 2017, abrufbar unter: https://www.scientificamerican.com/article/how-much-air-pollution-is-produced-by-rockets/.

[305] Can we get to space without damaging the Earth through huge carbon emissions?, Los Angeles Times, David Verbeek und Kollegin, veröffentlicht am 30. Januar 2020, abrufbar unter: https://www.latimes.com/business/story/2020-01-30/space-launch-carbon-emissions.

Die Verlogenheit unserer Politiker und ihrer Agenda zeigt sich also auch bei dieser Thematik wieder einmal wunderbar. Wenn Angela Merkel am *World Economic Forum* 2020 eine «*histo-rische Transformation*» fordert, was in Ihren Worte heisst, dass «*die gesamte Art des Wirtschaftens und des Lebens, wie wir es uns im Industriezeitalter angewöhnt haben, in den nächsten 30 Jahren zu verlassen*» ist,[306] dann bedeutet dies eben nicht, dass man Menschen wie Sie und wie mich zukünftig vor der Bestrah-lung überall auf der Erde schützt oder die wahren Umweltfein-de mit Ihren umweltverschmutzenden Raketen wie eben Elon Musk zur Rechenschaft zieht, sondern dass man Ihre Freihei-ten beschneiden wird, weil Sie mit Ihrem bösen Benzin-Auto und Ihren gelegentlichen Flügen angeblich für die Umweltver-schmutzung und den «Klimawandel» verantwortlich sein sollen.

Währenddessen sitzt irgendwo an einem Privatstrand, ge-nüsslich an einem Mojito nippend, Elon Musk. Vielleicht lauscht er dabei nochmals den salbenden Worten des Jens Spahn «*(...) Sie sind ein Beispiel für uns alle!*», feiert die 1000 Implantation eines Gehirnchips beim Menschen oder begiesst den 10'000sten Start einer *SpaceX*-Rakete.

Der «Strahlungsregen» ausgehend von seinen Satelliten ist ihm sichtlich egal, denn im Unterschied zum geknechteten Bürger, regnet es bei ihm auch massig Geld. Und vergessen Sie nicht: «*Als einer der kreativsten Unternehmer und bril-lantesten Ingenieure des digitalen Zeitalters inspiriert Elon Musk eine ganze Generation. (...) Ihn treibt das Ziel an, das Leben für die Menschheit besser zu machen.*»...

---

[306] Klimaschutz - «eine Frage des Überlebens», tagesschau.de, veröffentlicht am 23. Januar 2020, abrufbar unter: https://www.tagesschau.de/ausland/merkel-da-vos-123.html.

5G – Insider warnen, der Staat schweigt

Das System ist kriminell,
der Staat zum Feind
des Menschen geworden.

Joseph Beuys

Es sind die ganz grossen Fische im Spiel der Digitalisierungsgiganten, die wissen, welche Gefahr von Mobiltelefonen, Mobilfunk- und WLAN-Strahlung ausgeht. Sie offenbaren sich regelmässig der «einfachen Bevölkerung». Doch diese brisanten Informationen erhalten von Seiten der Massenmedien keine Beachtung und der Staat, der gerade während der «Corona-Plandemie» plötzlich sehr viel Macht an jegwelche «Experten» delegierte, hält sich beide Ohren zu.

Wussten Sie, dass der *Apple*-Gründer, Steve Jobs, der uns all diese wunderbar strahlenden I-Phones und I-Pads dieser Welt geschenkt hat, seine eigenen Kinder von diesen Geräten tunlichst ferngehalten hat? *«Das ist so, weil wir die Gefahren der Technologie aus erster Hand gesehen haben. Ich habe es bei mir selbst gesehen, ich will nicht, dass das meinen Kindern passiert.».*[307] Handys waren am Küchentisch der Jobs Tabu.[308] Den Gebrauch der von seiner eigenen Firma hergestellten I-Pads untersagte Jobs seinen Kindern ebenfalls gänzlich![309] Denken Sie daran, dass heute sogar in Kindergärten die Kinder, bspw. unter dem Namen *«KitaPad»*[310], diese Gerätschaften von *Apple* vorgesetzt bekommen, welche der Schöpfer derselben, Steve Jobs, seinen weitaus älteren Kindern komplett verweigerte!

Auch *Google*-CEO, Sundar Pichai, berichtet, dass sein 11 Jahre alter Sohn kein Handy habe. Zudem begrenzt auch er den TV-Gebrauch bei seinen Kindern auf ein absolutes Minimum. Stattdessen schürft sein Sohn übrigens schon im Alter von 11 Jahren die Kryptowährung *Ethereum*.[311]

Noch verlogener – Sie können es sich schon jetzt vorstellen, wer wiederum praktisch aus dem «Nichts» auftaucht – wird

---

[307] Steve Jobs was a Low-Tech Parent, New York Times, veröffentlicht am 11. September 2014, abrufbar unter: https://www.nytimes.com/2014/09/11/fashion/steve-jobs-apple-was-a-low-tech-parent.html.

[308] Tech-free dinners and no smartphones past 10 pm — how Steve Jobs, Bill Gates and Mark Cuban limited their kids' screen time, CNBC, veröffentlicht am 5. Juni 2018, abrufbar unter: https://www.cnbc.com/2018/06/05/how-bill-gates-mark-cuban-and-others-limit-their-kids-tech-use.html.

[309] Bill Gates and Steve Jobs raised their kids tech-free, The Independent, veröffentlicht am 24. Oktober 2017, abrufbar unter: https://www.independent.co.uk/life-style/gadgets-and-tech/bill-gates-and-steve-jobs-raised-their-kids-tech-free-and-it-should-ve-been-red-flag-a8017136.html.

[310] Siehe KitaPad, Tablet-Anwendung im Kindergarten, abrufbar unter: http://kitapad.info.

[311] Google CEO Sundar Pichai says his family TV is 'not easily accessible' and requires 'activation energy' to watch, Business Insider, Paige Leskin, veröffentlicht am 8. November 2020, abrufbar unter: https://www.businessinsider.com/google-ceo-sundar-pichai-limits-family-tech-tv-access-2018-11?r=US&IR=T.

es bei Bill Gates. Dieser limitierte den Handy-Gebrauch bei seinen Kindern im Teenager-Alter rigoros. Bis diese nicht mindestens 14 Jahre alt waren, mussten sie schon gar nicht nach einem Handy fragen, denn es war bis dahin verboten![312] Bei den Kindern anderer Eltern nimmt es Gates dann mit der, im eigenen Hause gepredigten, Technologie-Abstinenz nicht so genau. Das vor allem auf digitalen Mitteln beruhende «*Cutting-Edge*»-Schuldesign, bei welchem die Kinder auf digitalen Geräten einem individuellen Lernplan folgen, «liebt» Gates nach eigener Aussage![313] Eine Heuchelei, die auch vom Mainstream-Blatt *Business-Insider* hervorgehoben wurde![314] Erinnern Sie sich an dieser Stelle auch an seine Bemühungen hinsichtlich der Abschaffung von Bargeld und der Einführung von Bezahlmöglichkeiten via Smartphone... Mit was sollen gerade Kinder dann zukünftig ihr Pausenbrötchen bezahlen? Wie liesse Gates seine Kinder bezahlen? Sie sehen, wie der Hase läuft...

Andere Exponenten der Tech-Giganten gehen in Ihrer Kritik und Haltung gegenüber Mobiltelefonen und anderen strahlenden Gerätschaften noch bedeutend weiter. Diese streichen nicht nur die psychologischen Gefahren, welche offensicht-

---

[312] Bill Gates and Steve Jobs raised their kids with limited tech — and it should have been a red flag about our own smartphone use, Business Insider, Allana Akhtar und Marguerite Ward, veröffentlicht am 15. Mai 2020, abrufbar unter: https://www.businessinsider.com/screen-time-limits-bill-gates-steve-jobs-red-flag-2017-10?r=US&IR=T.

[313] I love this cutting-edge school design, GatesNotes, The Blog of Bill Gates, Bill Gates, veröffentlicht am 22. August 2016, abrufbar unter: https://www.gatesnotes.com/Education/Why-I-Love-This-Cutting-Edge-School-Design?WT.mc_id=08_22_2016_10_BTS2016Summit_UMED-media_&WT.tsrc=UMEDmedia.

[314] Bill Gates and Steve Jobs raised their kids with limited tech — and it should have been a red flag about our own smartphone use, Business Insider, Allana Akhtar und Marguerite Ward, veröffentlicht am 15. Mai 2020, abrufbar unter: https://www.businessinsider.com/screen-time-limits-bill-gates-steve-jobs-red-flag-2017-10?r=US&IR=T.

lich von diesen Geräten ausgehen hervor, sondern nehmen auch explizit Bezug auf die «Strahlengefahr».

Frank Clegg war 14 Jahre lang Präsident von *Microsoft Kanada* und führte das Unternehmen von 50 Millionen zu 1 Milliarde Umsatz.[315] Heute hat er sich ganz dem Kampf gegen elektromagnetische Strahlung insbesondere ausgehend von *WIFI* gewidmet. Clegg wurde zum ersten Mal auf das Problem von elektromagnetischer Strahlung aufmerksam, als in seiner Nachbarschaft ein Mobilfunkmast errichtet wurde. Er begann selbst die Strahlungsbelastung zu messen und entdeckte, dass diese viel zu hoch war, es jedoch niemanden bei den zuständigen Behörden interessierte.[316] Laut Clegg ist die Strahlung ausgehend von WLAN, Smartphones und Mobilfunkantennen eine Gefahr für die Menschheit![317]

Andere, die es in ihrer ursprünglichen Tätigkeit und Funktion wohl kaum für möglich hielten, trifft es noch weitaus härter.

«Ich kann nicht mehr länger ins Kino gehen oder an öffentlichen Orten mit viel elektromagnetischer Strahlung verweilen», dies sagt Matti Niemelä, der in seinen Vierzigern akzeptieren muss, dass die vier Wände seines Zuhauses nun

---

[315] Canadian Tech Leader Warns of Wi-Fi, Smartphone, Cell Tower Radiation, whatsyourtech.ca, Lee Rickwood, veröffentlicht am 29. Mai 2013, abrufbar unter: http://whatsyourtech.ca/2013/05/29/canadian-tech-leader-warns-of-wi-fi-smartphone-cell-tower-radiation/.

[316] Vgl. Community Leader Frank Clegg, Invidiata, abrufbar unter: https://homesandlifestyle.ca/lifestyle/community-leader-frank-clegg/.

[317] Canadian Tech Leader Warns of Wi-Fi, Smartphone, Cell Tower Radiation, whatsyourtech.ca, Lee Rickwood, veröffentlicht am 29. Mai 2013, abrufbar unter: http://whatsyourtech.ca/2013/05/29/canadian-tech-leader-warns-of-wi-fi-smartphone-cell-tower-radiation/.

sein Gefängnis sind.[318] Matti Niemelä war lange Entwicklungschef beim Mobiltelefonhersteller *Nokia*. Heute ist er selbst elektrohypersensibel und kann laut eigener Aussage, keines der Geräte mehr benutzen, die er ursprünglich mitentwickelt hat. Über die gesundheitlichen Gefahren, welche von Mobiltelefonen ausgehen, so bestätigt es Niemelä, wusste man auch bei *Nokia*, doch man zog es vor zu schweigen.[319]

Auch Didier Bellens, ehemaliger Chef des grössten belgischen Mobilfunkkonzerns, *Belgacom*, machte es sich nach seinem Ausstieg aus der Branche zur Lebensaufgabe v.a. Kinder über die Gefahren von Mobilfunkstrahlung aufzuklären. Selbst als er den Konzern noch leitete, warnte er 2011 die Schüler der *l'Ecole du Centre de Woluwe-Saint-Pierre*: *«Die Wellen sind gefährlich. Nachts ist es besser, das Mobiltelefon auszuschalten.».*[320]

Selbst der grösste Schweizer Mobilfunkkonzern, die *Swisscom*, verweist dann, wenn es gerade opportun erscheint, auf die Gefahren von Elektrosmog respektive Mobilfunkstrahlung. Bei einer Anmeldung eines weltweit gültigen Patents, dessen Lösung darin bestand, zur Verringerung von Elektro-

---

[318] Siehe für Originalzitat: Mobilfunkfreie «Weiße Zonen» - irreal oder rechtlich geboten?, Richter am VG a. D. Bernd Irmfrid Budzinski und Professor Dr.-Ing. Wilfried Kühling, in: Neue Zeitschrift für Verwaltungsrecht, 20/2015, C.H. Beck-Verlag, S. 1410 ff, S. 1410.

[319] Übersetzt ins Deutsche aus der Finnischen Zeitung: Satakunnan Kansa: Entinen Nokia-johtaja sairastui kännykkäsäteilystä, Ilta Sanomat, veröffentlicht am 20. Oktober 2014, abrufbar unter: https://www.is.fi/taloussanomat/art-2000001853614.html.

[320] Didier Bellens, le boss de Belgacom, explique que le GSM, c'est dangereux, sudinfo.be, veröffentlicht am 25. November 2011, abrufbar unter: https://www.sudinfo.be/art/248245/article/actualite/belgique/2011-11-25/didier-bellens-le-boss-de-belgacom-explique%C2%A0que-le-gsm-c'est-dangereux.

smog bei kabellosen lokalen Netzwerken beizutragen, heisst es u.a.: «*Der Einfluss von elektromagnetischer Strahlung auf den menschlichen Körper ist ein bekanntes Problem. (...) Auch die Gefahr von Gesundheitsschäden durch Elektrosmog ist durch neuere und bessere Studien besser verstanden worden. Wenn z. B. menschliche Blutzellen mit elektromagnetischen Feldern bestrahlt werden, wurden deutliche Schäden am Erbgut nachgewiesen und es gibt Hinweise auf ein erhöhtes Krebsrisiko (...) So konnte gezeigt werden, dass Mobilfunkstrahlung vor allem in den weißen Blutkörperchen des Menschen Schäden am Erbgut verursachen kann, wobei sowohl die DNA selbst geschädigt als auch die Anzahl der Chromosomen verändert wird. Diese Mutation kann in der Folge zu einem erhöhten Krebsrisiko führen. Insbesondere konnte auch gezeigt werden, dass diese Zerstörung nicht von Temperaturerhöhungen abhängig ist, also nicht-thermisch ist. Basierend auf den wissenschaftlichen Untersuchungen auf diesem Gebiet und aufgrund des zunehmenden Drucks der Öffentlichkeit, vor allem in den Industrieländern, wurden in den letzten Jahren von der Weltgesundheitsorganisation (WHO) epidemiologische Studien systematisiert, wie z. B. das derzeit laufende WHO-Interphone-Projekt, um die Gesundheitsrisiken durch Elektrosmog genauer abschätzen und entsprechende Richtlinien erarbeiten zu können. (...)*».[321]

Geradezu grotesk mutet dabei an, dass die *Swisscom* heute, im Jahre 2020, auf Ihrer Website schreibt: «*Es gibt Men-*

---

[321] Übersetzt aus der englischen Anmeldung, welche Sie unter dem nachfolgenden Link finden: WO2004075583 - REDUCTION OF ELECTROSMOG IN WIRELESS LOCAL NETWORKS, veröffentlicht am 2. September 2004, Applicants: SWISSCOM AG [CH]/[CH](AllExceptUS), MORENO BLANCA, Ferran [ES]/[CH] (UsOnly) BISCHOFF, Jean-Claude [CH]/[CH] (UsOnly), abrufbar unter: https://patentscope.wipo.int/search/en/detail.jsf?docId=WO2004075583&tab=PCTDESCRIPTION.

schen, die in ihrer Gesundheit oder ihrem Wohlbefinden beeinträchtigt sind und die Ursache auf elektrische Felder zurückführen. Das lässt sich zwar weder wissenschaftlich belegen noch medizinisch diagnostizieren. Aber die Beschwerden sind real und wir unterstützen die Bemühungen des Bundes, elektrosensiblen Menschen Hilfe zu bieten.».[322] Es ist erstaunlich, wie bei der spezialgesetzlichen Aktiengesellschaft *Swisscom* in etwas mehr als einem Dutzend Jahre aus einer wissenschaftlich nachgewiesenen Gesundheitsgefahr, ein kleines «Problemchen» für zu bedauernde Einzelpersonen wurde.

---

[322] Elektrische Feldstärken, Swisscom.ch, abrufbar unter: https://www.swisscom. ch/de/about/netz/mobilfunk-antennen-umwelt-gesundheit/feldstaerke.html.

Vergessene
«Mainstream-Perlen»

*Und wenn alle anderen die von der Partei
verbreitete Lüge glaubten –
wenn alle Aufzeichnungen gleich lauteten –,
dann ging die Lüge in die Geschichte ein
und wurde Wahrheit.*

George Orwell in 1984

Die videographische Darstellung von fast allen Thematiken
birgt eine ungeheure Kraft. Ich selbst sehe mir immer wieder
mal gerne auch gute Dokumentationen oder Video-Beiträge
von alternativen Medien an, da durch die Kombination von
bewegtem Bild und Ton doch so manch eine Information
besser im Gedächtnis hängen bleibt.

Man kann es sich in den heutigen Zeiten kaum mehr vorstellen, dass es einmal eine Zeit gab, in der auch im Mainstream-Fernsehen noch der ein oder andere aufklärerische
und neutrale Bericht zu Themen wie Gesundheitsschädigungen durch Mobilfunk, Nebenwirkungen von Impfstoffen

133

oder den korrupten Geschäften der Pharmaindustrie[323] gesendet wurde. In Zeiten, in denen sogar der US-Präsident in
Mitten der Wahlen aufgrund angeblicher «Fake-News» ganz
unverhohlen von *Twitter* zensiert[324] und jede kritische Stimme mundtot gemacht wird, tut es gut, alte Perlen der Meinungsäusserungsfreiheit hervorzuholen und sich an diese
doch noch etwas freieren Zeiten zu erinnern. Zudem hat der
Verlag, welcher dieses Buch publiziert, Ihnen dankenswer-
terweise sämtliche der nachgenannten Videos zensursicher
gespeichert und wird diese auf der Plattform *BitChute*[325] *für
Sie bereitstellen. Solche Sicherungen von Mainstream-Vi-
deos auf zensurgesicherten Plattformen sind wichtig, damit
– wie Orwell es im obenstehenden Zitat schon voraussah
– die Lüge durch fortwährende Zensur der Wahrheit nicht
in die Geschichte eingeht und gar selbst zur Wahrheit wird.*

*Es erstaunt aufgrund des bisher Geschriebenen und der ein-
deutigen Studienlage auch nicht, dass in den letzten 25 Jahren doch auch der ein oder andere Bericht im Mainstream-
Fernsehen ausgestrahlt wurde, welcher sich objektiv mit der
Gesundheitsschädigung durch Mobilfunk auseinandersetzte
oder den durch den Mobilfunk geschädigten Menschen, ohne
sie der Lächerlichkeit preiszugeben, eine Stimme schenkte.
Ich rate Ihnen deshalb dringend, sich die verlinkten Dokumentationen und Beiträge anzusehen. Wahrscheinlich
erschaudern Sie ob so viel Ehrlichkeit und Neutralität im
Mainstream und erkennen, dass dies heute in dieser Form
wohl kaum mehr ausgestrahlt würde. Natürlich ist es auch*

---

[323] Siehe bspw. «Profiteure der Angst» von ARTE, 2009, abrufbar auf BitChute
unter: https://www.bitchute.com/video/tQBS4bVgPUJ8/.

[324] Twitter zensiert Trump am Laufmeter, Blick.ch, veröffentlicht am 7. November
2020, abrufbar unter: https://www.blick.ch/ausland/twitter-zensiert-am-laufme-
ter-trump-erhebt-schwere-vorwuerfe-des-wahlbetrugs-id16179484.html.

[325] BitChute, Die_5G-Lüge: https://www.bitchute.com/channel/CaPutGKq2UqG/.

nicht auszuschliessen, dass diese Beiträge bewusst einmal veröffentlicht wurden, um dereinst vor rechtsstaatlichen Haftungstribunalen zu behaupten: «Man habe ja schliesslich darüber berichtet! Es sei halt nur sehr lange her...».

Ein weiterer, unschätzbarer Wert der nachfolgenden Dokumentationen besteht darin, dass diese Beiträge aus jenen Jahren stammen, in welchen der Mobilfunk massiv ausgebaut wurde. In den meisten Fällen war es also möglich, zu beobachten, was mit den Menschen und Tieren passiert, wenn sie zum ersten Mal in ihrer Lebensgeschichte über eine längere Zeit Mobilfunkstrahlung ausgesetzt werden.

Angefangen wird an dieser Stelle mit einem bemerkenswerten Beitrag[326] *des Bayrischen Rundfunks* aus dem Jahre 2004 zu der *Naila-Studie*[327]. Dort heisst es: *«Dieser Mobilfunkmast steht auf der Frankenhalle von Naila, seit 10 Jahren. Und er könnte gefährlich für die Gesundheit sein. Herausgefunden haben das Dr. Horst Eger und vier seiner Kollegen. Allesamt Ärzte in Naila. Zusammen haben sie die Bewohner der Stadt in Gruppen aufgeteilt. Und dann deren Patientendateien ausgewertet. Entscheidend dabei war, wie nahe ein Patient am Mobilfunkmast wohnt. Dr. Horst Eger: «Anfangs, die ersten 5 Jahre, wenn so ein Sender aufgebaut wird, passiert ja erstmal nicht viel. Haben geschaut, was passiert in den ersten 5 Jahren? Es passiert gar nichts! 1994 bis 1999 haben wir keine signifikanten Differenzen*

---

[326] Naila-Studie: Höhere Krebsrate der Bevölkerung um Mobilfunkmasten (Bayrischer Rundfunk, Quer, 2004, abrufbar unter: https://www.bitchute.com/video/ZeBPl9ThyMnt/.

[327] Einfluss der räumlichen Nähe von Mobilfunksendeanlagen auf die Krebsinzidenz, Horst Eger et al., veröffentlicht in umwelt·medizin·gesellschaft | 17 | 4/2004, abrufbar unter: http://54088638.swh.strato-hosting.eu/AUM/wp-content/uploads/2014/08/naila-studie_original.pdf.

zwischen den beiden Gruppen. 1999 bis 2004 hat sich das relative Risiko an Krebs zu erkranken verdreifacht! (...) Wir fanden, dass im Innenbereich, das heisst näher als 400 Meter die Personen jünger erkrankt sind und zwar im Schnitt 8 Jahre jünger gewesen sind, zum Zeitpunkt an dem sie an Krebs erkrankt sind. (...)». Danach stellt der Beitrag Betroffene vor und lässt auch den Bürgermeister von Naila zu Wort kommen, der den Mast sofort weg haben möchte. Doch die Verträge mit *Vodafone* sind knallhart. Die Stadt Naila kann aus dem Vertrag trotz der offensichtlichen Gefahr für seine Bürger nicht aussteigen. In der Zwischenzeit plant *Vodafone* sogar den zweiten Mast in Naila. Die Studie von Dr. Eger und Kollegen wird durch *Vodafone* in deren Planung nicht berücksichtigt. Im Nachgang an die Vorstellung der Naila-Studie lässt der *Bayrische Rundfunk* sogar den mobilfunk-kritischen Medizinphysiker Prof. Dr. Lebrecht von Klitzing zu Wort kommen. Dieser erzählt dem Publikum von seiner Erfahrung mit der Thematik und warnt, dass Deutschland die Grenzwerte für Mobilfunk nicht nur bis auf die Werte der Schweiz senken müsse, da auch diese viel zu hoch seien und die Bevölkerung nicht schützten. Dem verdutzten Moderator rät Prof. Dr. Klitzing darüber hinaus seinen Laptop nicht auf dem Schoss zu benutzen, da er ansonsten unfruchtbar werden könne.

Klare Worte, die man heute so kaum mehr beim Mainstream-Fernsehen hört. Bei der *ARD* tönen die Sendungen heute fast schon wie Werbespots für die Mobilfunkkonzerne.[328]

---

[328] Vgl. ARD, das Erste am Morgen, veröffentlicht am 9. Dezember 2020, abrufbar unter: https://www.ardmediathek.de/ard/video/morgenmagazin/service--5g---das-schnelle-mobilfunknetz/das-erste/Y3JpZDovL2Rhc2Vyc3RlLm-RlL21vcmdlbm1hZ2F6aW4vYzNjMzc4MGYtYWRlNy00ZDE3LThiMTMt-YzZlNzQ2MDM0Njc3/.

Eine weitere, äusserst sehenswerte Reportage ist die von *ARTE* zur Mobilfunkgefahr aus dem Jahre 2002. Die Reporter von *ARTE* reisten quer durch Europa und besuchten Menschen, welche ganz offensichtlich durch den rasanten Ausbau des Mobilfunks in den Jahren zuvor, Gesundheitsschädigungen erlitten. Vorgestellt wird etwa ein ganz krasser Fall aus dem spanischen Valladolid. Auf dem Dach neben einer Grundschule werden über 60 (!) Mobilfunkantennen verschiedener Anbieter montiert. Die Störche, welche bis zu diesem Zeitpunkt jährlich auf den umliegenden Dächern eine Rast bei Ihrem Flug gegen Süden einlegten kamen nach Aufschaltung der Antennen nicht mehr. Doch es wurde noch schlimmer. In der vorgenannten Grundschule traten in den ersten paar Jahren nach Aufschaltung der Antennen plötzlich überdurchschnittlich viele Leukämiefälle bei den Kindern auf! Wo normalerweise höchstens alle 20 Jahre ein Kind an Leukämie erkrankte, waren es plötzlich 4 Kinder pro Jahr! Nach Bekanntwerden dieser Zahl regte sich massiver Widerstand in der Bevölkerung. Aus ganz Spanien kamen Menschen um die tausenden Demonstranten zu unterstützen. Nach Klage der betroffenen Eltern entschied ein Gericht, dass die Antennen sofort abgeschaltet werden müssen. Die Mobilfunkbetreiber hatten die Antennen gar ohne staatliche Genehmigung montiert!

Die Reporter reisten weiter durch Europa und trafen in der Nähe von Paris auf das elende Schicksal weiterer Kinder. In dieser Schule traten in den Jahren nach Installation zweier Antennen plötzlich ebenfalls vermehrt diverse Krankheiten auf. Zwei Kinder entwickelten gar einen äusserst seltenen Gehirntumor. Als die Eltern von den Mobilfunkmastbetreibern eine schriftliche Bestätigung über die gesundheitliche Unbedenklichkeit der Mobilfunkmasten verlangten, teilten diese mit, dass man dies nicht schriftlich garantieren könne! Mit welcher Dreistigkeit Mobilfunkkonzerne und die Politik über das bisher Vorgestellte hinausgehen und Erkenntnisse wie jene der *Naila-Studie* bewusst ignorieren, ja die Menschen gar mit in Kirchtürmen versteckten Mobilfunkantennen täuschen, zeigt ein weiterer schrecklich ehrlicher Beitrag der *ARD* aus dem Jahre 2001. «*(...) Der Kirchturm der Christuskirche im ost-westfälischen Löhne. Auf den ersten Blick sieht es aus, als würde das Dach repariert. Nur wenn man ganz genau hinsieht kann man erkennen: In Wirklichkeit wird hier gerade ein Mobilfunksender eingebaut. Damit man den von aussen nicht sieht, tauscht eine Spezialfirma die Ziegel gegen speziell angefertigte Plastikdachpfannen aus, die die Strahlung durchlassen. Auch der Denkmalschutz hat keine Einwände, denn man kann sie von den Originalen aus Thon nicht unterscheiden. (...). Und um sie von den Anwohnern zu verbergen! (...)*».[329]

Des Weiteren lernt man im *ARD*-Beitrag, dass das Unternehmen *Nautico GmbH* diverse weitere Dienstleistungen anbietet um die Menschen über das Vorhandensein einer Mobilfunkanlage im Dunkeln zu lassen. Grosse Vogelhäuser, Alarmanlagen oder perfekt nachgemachte Schornsteinattrappen; dies alles bietet das Unternehmen an, um die «Diskussion über elektromagnetische Unverträglichkeit» zu minimieren. Eine Praxis die heute übrigens weltweit weitergeführt wird. Für die «schönsten» Verstecke empfehle ich Ihnen bspw. diesen Artikel[330] der Zeitung *Zentralschweiz*,

---

[329] Die Mobilfunkantennen-Tarner! Mobilfunkantennen dreist in Kirchtürmen versteckt, ARD, Plus Minus, 2001, abrufbar unter: https://www.bitchute.com/video/mRpwVku5hofb/.

[330] Gut getarnt ist halb versteckt, zentralplus.ch, Jana Avanzini, veröffentlicht am 9. Januar 2015, abrufbar unter: https://www.zentralplus.ch/gut-getarnt-ist-halb-versteckt-683115/.

welcher verschiedene Beispiele für versteckte Antennen im Kanton Luzern (Schweiz) vorstellt.

Doch damit nicht genug. Die *ARD* doppelt im vorgenannten Beitrag erstaunlich offen nach und stellt das Schicksal der Familie Bücher aus dem Nordbayrischen Haibach vor. Die ganze Familie erkrankte und litt an verschiedenen Symptomen wie Kreislaufproblemen, Hyperaktivität oder starken Kopfschmerzen nachdem in Sichtweite ein Mobilfunkmast errichtet wurde, welcher direkt auf das Haus der Büchners ausgerichtet war. Der jüngste Sohn, Tobias, erst 10 Jahre alt, wurde plötzlich als hyperaktiv eingestuft und wuchs ein ganzes Jahr keinen Zentimeter mehr! Der Junge stand gar vor dem Zwangsübertritt in die Sonderschule. Erst als die Familie eingehende Abschirmmassnahmen ergriff und die Strahlung auf ein Hundertstel reduzierte, verschwanden die Probleme. Der Junge erholte sich prompt und besuchte schliesslich das Gymnasium. Die ach so tollen «Grenzwerte» wurden übrigens in diesem Fall eingehalten und das Bundesamt für Strahlenschutz befand: *«Keine Gesundheitsgefahr!»*.

Die *ARD* «eskaliert» schliesslich völlig: – heute wäre eine solche Wortwahl undenkbar – *«Fleissig messen und forschen lässt auch die Industrie. Aber da kommt meistens das heraus, was dem Auftraggeber ins Konzept passt!»*.

Diese mobilfunkkritische *ARD*-Sendung war kein Einzelfall. In einem *ARD Report Mainz*[331] *aus dem Jahre 2000 sieht man zu Beginn wie die Mobilfunkbosse die Versteigerung der UMTS-Mobilfunklizenzen für 98 Milliarden Mark gemeinsam*

---

[331] Die Lüge um die Mobilfunkgrenzwerte und Missbildungen bei Kühen (ARD, Report Mainz, 2000), abrufbar unter: https://www.bitchute.com/video/hcSzn3sTsAwF/.

mit einem Gläschen Champagner begiessen. Danach wird je-doch das Schicksal des Bauern Josef Altenweger aus Schneid-see (Bayern) vorgestellt. Nachdem Anfang der 1990er zwei Mobilfunkmasten neben seinem Hof installiert wurden, ent-wickelte Herr Altenweger sowie seine Nachbarn starke Kopf-schmerzen und Schlafstörungen. «Alles nur Einbildung könn-te man sagen. Doch da sind noch die Kühe!». Missbildungen, Fehlgeburten und massive Verhaltensstörungen treten bei dem Vieh auf. Der involvierte Amtstierarzt vermutet einen Zusammenhang mit der Mobilfunkstrahlung. Prof. Dr. Wolf-gang Löscher von der *Tierärztlichen Hochschule* in Hannover analysiert und veröffentlicht die Ergebnisse aus Schneidsee. Viele weitere Landwirte aus ganz Deutschland melden sich nun, nachdem sie die gleichen Erlebnisse nach Installation eines Mobilfunkmasts erleiden mussten.

Auch Prof. Dr. Günther Käs von der *Universität der Bun-deswehr* kommt zu Wort und bestätigt, dass die Mobil-funkstrahlen-Grenzwerte nichts taugen, da sie sich nur an Wärmewirkungen orientieren und alle anderen biologischen Wirkungen ausser Acht lassen! Selbst auf über 40 Studien wird in diesem *ARD*-Beitrag verwiesen, welche klar bele-gen, dass EMF-Strahlung auch weit unter dem Grenzwert zu Hirnschäden bei Tieren, DNA-Brüchen in den mensch-lichen Zellen und Tumorwachstum bei Mäusen führt. Zu gu-ter Letzt wird gar dem Präsidenten der *Bundesärztekammer*, Prof. Dr. Heyo Eckel, das Wort überlassen. Dieser fordert im Namen der *Bundesärztekammer*, eine sofortige Senkung der Strahlengrenzwerte zum Schutze der Bevölkerung. Prof. Dr. Eckel bezeichnet das Verhalten des *Bundesamtes für Strah-lenschutz* gar als «sorglos»! Dieses Amt solle sich laut Prof. Dr. Eckel dringendst mit den seriösen Studien zu dieser The-matik auseinandersetzen!

Hoppla! Deutlicher geht es wohl kaum! Wer sich zudem einmal in eigener Recherche üben will, dem empfehle ich der Frage nachzugehen, von welchem Gremium die heutigen Mobilfunkgrenzwerte einst «bestimmt» wurden. Praktisch alle westlichen Länder der Welt (auch Deutschland[332] und mit gewissen Einschränkungen auch die Schweiz) vertrauen bei der Frage, welcher Grenzwert für elektromagnetische Strahlung zum «Schutze der Bevölkerung» festgesetzt wird, auf die Empfehlungen eines privaten Vereins mit dem Kürzel ICNIRP![333] Dies obwohl der Schweizerische Bundesrat noch im Jahre 2000 auf Nachfrage hin festhielt: *«Die Grenzwerte der ICNIRP schützen nur vor wissenschaftlich zweifelsfrei nachgewiesenen schädlichen Auswirkungen. Nun wurden jedoch in wissenschaftlichen Studien auch so genannte nicht thermische Wirkungen bei schwacher Belastung, unterhalb der ICNIRP-Grenzwerte, festgestellt, die möglicherweise für die menschliche Gesundheit ebenfalls bedeutsam sind. Es handelt sich z. B. um erhebliche Schlafstörungen, Schwächung des Immunsystems, begründeten Verdacht auf kanzerogene Wirkung. Diese Wirkungen sind in den ICNIRP-Grenzwerten noch nicht berücksichtigt. (...)».*[334]

Dieser Verein, *ICNIRP* genannt, wurde 1992 gegründet und (erstaunlicherweise) postum von der *WHO* anerkannt.[335] Ein Schelm, wer dabei Böses denkt... Sie können sich vorstellen,

[332] Grenzwerte für hochfrequente Felder, Bundesamt für Strahlenschutz, abrufbar unter: https://www.bfs.de/DE/themen/emf/hff/schutz/grenzwerte/grenzwerte.html.

[333] Grenzwerte fallen nicht vom Himmel, WOZ, Susan Boos, veröffentlicht am 9. Mai 2019, abrufbar unter: https://www.woz.ch/-9b2f.

[334] ICNIRP-Grenzwerte/NISV. Braucht die Schweiz eine Sonderlösung?, Interpellation Nr. 99.1159, gestellt am 7. Oktober 1999 durch Bruno Frick (CVP), beantwortet durch den Schweizerischen Bundesrat am 16. Februar 2000, abrufbar unter: https://www.parlament.ch/de/ratsbetrieb/suche-curia-vista/geschaeft?AffairId=19991159.

[335] ICNIRP, AIM, STATUS & HISTORY, abrufbar unter: https://www.icnirp.org/en/about-icnirp/aim-status-history/index.html.

dass in diesem privaten Verein keine wirklichen Mobilfunk-
kritiker Platz nahmen, sondern bis heute Befürworter der Mobilfunkindustrie sitzen und im Hintergrund der Mobilfunkindustrie dienliche Grenzwerte festlegen.[336] So stellte bspw.
das Berufungsgericht in Turin im Jahre 2019 fest, dass ein
Gutachten von *ICNIRP*-Mitarbeitern nicht als neutral gewer-
tet werden kann, da Mitarbeiter der *ICNIRP* als befangen zu
gelten haben, da sie direkt oder indirekt von der Mobilfunkindustrie finanziert werden.[337] Das Mainstream-Blatt, *Der
Tagesspiegel*, geht in einem Zeitungsbericht vom 15. Januar
2019 noch weiter: «*(...) Warum finden die Kritiker kein Ge-
hör? (...) Dagegen steht das ICNIRP-Kartell. (...) Wer dieser
Frage nachgeht, trifft auf ein verblüffendes Phänomen: Die
Mitglieder der ICNIRP sind gleichzeitig auch in allen zuständigen Institutionen tätig und kontrollieren so den offiziellen
Diskurs (...)*».[338]

Und dennoch, wie schon vorhin kurz erwähnt, basieren die
Grenzwerte Deutschlands, welche in der «Verordnung zur
Durchführung des Bundes-Immissionsschutzgesetzes» fest-
gelegt wurden, gemäss *Bundesamt für Strahlenschutz* auf
den Empfehlungen dieses «Kartells».[339]

---

[336] Vgl. hierzu den Report der EU-Parlamentarier The International Commission
on Non-Ionizing Radiation Protection: Conflicts of interest , corporate capture
and the push for 5G, Klaus Buchner and Michèle Rivasi, abrufbar unter: https://
klaus-buchner.eu/wp-content/uploads/2020/06/ICNIRP-report-FINAL-JU-
NE-2020.pdf.

[337] Urteil 904/2019 vom 3.12.2019, Romeo gegen INAIL, S. 33; Auszüge aus dem
Urteil finden Sie auf Deutsch unter: https://www.diagnose-funk.org/publikatio-
nen/artikel/detail&newsid=1516.

[338] Wie gesundheitsschädlich ist 5G wirklich?, Der Tagesspiegel, Harald Schumann
und Elisa Simantke, veröffentlicht am 19. Januar 2019, abrufbar unter: https://
www.tagesspiegel.de/gesellschaft/mobilfunk-ein-internationales-forscherteam-
kommt-zu-beunruhigenden-ergebnissen/23852384-2.html.

[339] Grenzwerte für hochfrequente Felder, Bundesamt für Strahlenschutz, abrufbar unter: https://www.bfs.de/DE/themen/emf/hff/schutz/grenzwerte/grenzwerte.html.

Interessanterweise stehen dem gegenüber die Grenzwerte, welche die Sowjetunion, die damals intensive militärische Forschung zu elektromagnetischer Strahlung betrieb und wusste, welche Gefahr von ihr ausgeht. Für Angestellte galt damals ein rund 1000fach (!) niedrigerer Grenzwert als jener, welcher heute durch die *ICNIRP* «empfohlen» wurde und nun für das deutsche Volk gilt.[340]

Doch nun zurück zum *ARD*-Beitrag. Zum Schluss greift die *ARD* gar zur eindrücklichen Keule der «Bildgewalt»! Es werden Bilder von missgebildeten Kälbern aus einer neuen Studie gezeigt, die klar belegt, wie auf Bauernhöfen mit Mobilfunkbelastung deutlich mehr Kälber missgebildet zur Welt kommen und das Vieh signifikant verhaltensauffälliger ist. «*Risiko Mobilfunk abgehakt – Besser nicht! Doch stattdessen, die Konzerne feiern ihre neue Mobilfunkgeneration. Forschung über mögliche gesundheitliche Risiken von UMTS. Bislang. Fehlanzeige!*».

Diese wohltuende Ehrlichkeit von damals vermisst man heute gänzlich beim «GEZahl»-Fernsehen. Oder kennen Sie vergleichbar kritische Berichte zur 5G-Agenda? Stattdessen – dies haben meine Recherchen ergeben – versuchen neuere Berichte[341] «Elektrohypersensible»-Menschen ins Zentrum ihrer Berichterstattung zu stellen und zu vermitteln, dass dies bedauerliche Einzelfälle seien. Die Leiden dieser Menschen seien real, jedoch wissenschaftlich nicht nachweisbar. So wird aus einer unerhörten gefährlichen Bestrahlung von Aussen, ein individuell tragisches Problem von Menschen,

---

[340] Grenzwerte fallen nicht vom Himmel, WOZ, Susan Boos, veröffentlicht am 9. Mai 2019, abrufbar unter: https://www.woz.ch/-9b2f.

[341] Siehe bspw. ZDF, Elektrosensibilität: Wenn Funkstrahlungen uns krank machen Doku 2017: abrufbar unter: https://www.youtube.com/watch?v=pyUl0T-e8UU.

die durch die «Bestrahlungs-Agenda» aus der Gesellschaft befördert werden oder sich nur mit kostspieligen Investitionen im gewohnten Umfeld halten können.

Währenddessen knallen wieder die Korken bei den Mobilfunkkonzernen, neue Frequenzbänder sind erneut erfolgreich ersteigert worden...

Nachwort

Die Wahrheit ist unterwegs
und nichts
kann sie aufhalten.

Émile Zola

Vielleicht sind Sie nun, da Sie am Ende dieses Buches ange-
langt sind, etwas erschlagen, ob der vielen «Informationskeu-
len», welche auf Sie niedergeprasselt sind. Auch ich bin nach so
manch einem «Schreibtag» dagesessen und habe mich gefragt,
wie dieses Verbrechen an der menschlichen Gesundheit, von
einer Mehrheit der Menschen unbemerkt, Tag für Tag weitergeführt werden kann. Ich denke, dass auch Ihnen nach Lektüre
dieses Buches klar geworden ist, welch unglaubliche Kräfte im
Hintergrund diese 5G-Agenda vorantreiben und mit aller Kraft
die Lüge vom harmlosen Mobilfunk aufrechterhalten müssen.

Möglicherweise haben Sie sich auch gefragt, wie man sich
bestmöglich schützen kann. Standortkarten[342] von Mobilfunk-

---

[342] Für die Schweiz: https://map.geo.admin.ch/?topic=funksender&lang=de&bgLayer=ch.
swisstopo.pixelkarte-farbe&layers=ch.bakom.mobil-antennenstandorte-5g,ch.bakom.
radio-fernsehsender,ch.bakom.mobil-antennenstandorte-gsm,ch.bakom.mobil-anten-
nenstandorte-umts,ch.bakom.mobil-antennenstandorte-lte&catalogNodes=403,408;
Für Deutschland: https://www.bundesnetzagentur.de/DE/Sachgebiete/Telekommunika-
tion/Verbraucher/ElektromagnetischeFelder/elektromagnetischefelder-node.html.

anlagen helfen Ihnen bspw. zu entdecken, wo in Ihrer Umgebung Mobilfunkantennen aufgestellt sind. Denn wie wir gesehen haben, sind diese vielfach auch perfide versteckt. Gut möglich, dass Sie vielleicht bald einen Umzug in ländlichere Gebiete ins Auge fassen müssen. Für den kurzzeitigen Schutz empfehle ich Ihnen auch auf der Homepage dieses Buches unter der Rubrik «5G-Schutz» gewisse Produktvorschläge meinerseits zu prüfen. Tragen Sie so wenig wie möglich ein funkendes Gerät auf sich und wenn, dann nur im Flugmodus. Verzichten Sie auf DECT-Telefone und WLAN zuhause und «surfen» sie nur noch kabelgebunden und eben nicht «Wireless». Dies geht übrigens auch hervorragend mit dem Handy. Und vergessen Sie bei all dem nicht, wie wichtig es ist, auch seine Nächsten über die Gefahren von Mobilfunk aufzuklären. Ich hoffe, dass Ihnen dieses Buch auch für diese Aufgabe wertvolle Quellen mit an die Hand gibt.

Zu guter Letzt will ich Ihnen nochmals von ganzem Herzen für Ihr Vertrauen danken und ich hoffe, dass wir entgegen aller Anzeichen, durch gemeinsamen Widerstand und Aufklärung, in eine gesündere und strahlungsärmere Zukunft schreiten.

Mit den besten Wünschen für Ihre Gesundheit und Ihr Streben nach Glück verbleibt

Ihr Manuel Grünwald.

Printed in Great Britain
by Amazon

72955981R00088